DE
L'ÉPIZOOTIE CHARBONNEUSE

QUI A RÉGNÉ

DANS L'ARRONDISSEMENT D'EMBRUN

DÉPARTEMENT DES HAUTES-ALPES

EN 1853

PAR A. REY

Professeur de clinique à l'École impériale vétérinaire de Lyon
membre de plusieurs Sociétés savantes.

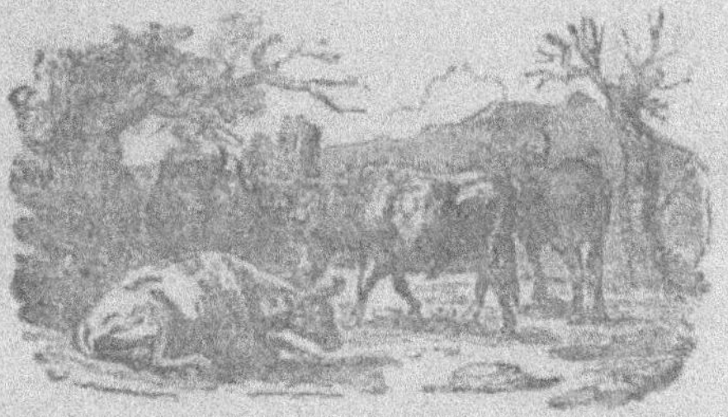

LYON.
CHARLES SAVY, place Bellecour, 14.
PARIS.
LABE, place de l'École-de-Médecine, 14.
1853.

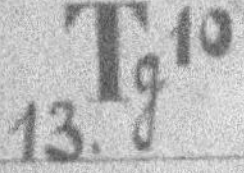

DE

L'ÉPIZOOTIE CHARBONNEUSE

DANS L'ARRONDISSEMENT D'EMBRUN

(HAUTES-ALPES).

DE

L'ÉPIZOOTIE CHARBONNEUSE

QUI A RÉGNÉ

DANS L'ARRONDISSEMENT D'EMBRUN

DÉPARTEMENT DES HAUTES-ALPES

EN 1853

PAR A. REY

Professeur de clinique à l'École impériale vétérinaire de Lyon
membre de plusieurs Sociétés savantes.

Avec une Carte de l'arrondissement dans lequel l'épizootie a régné.

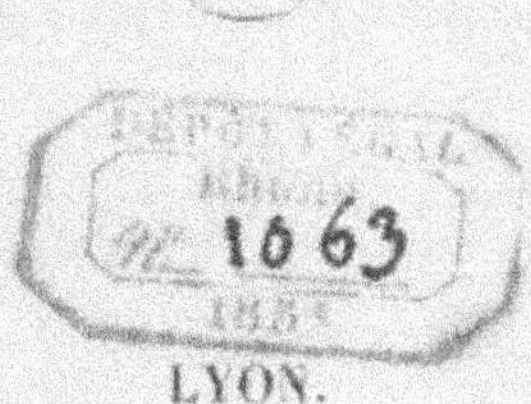

LYON.
CHARLES SAVY, place Bellecour, 14.

PARIS.
LABÉ, place de l'École-de-Médecine, 14.

1853.

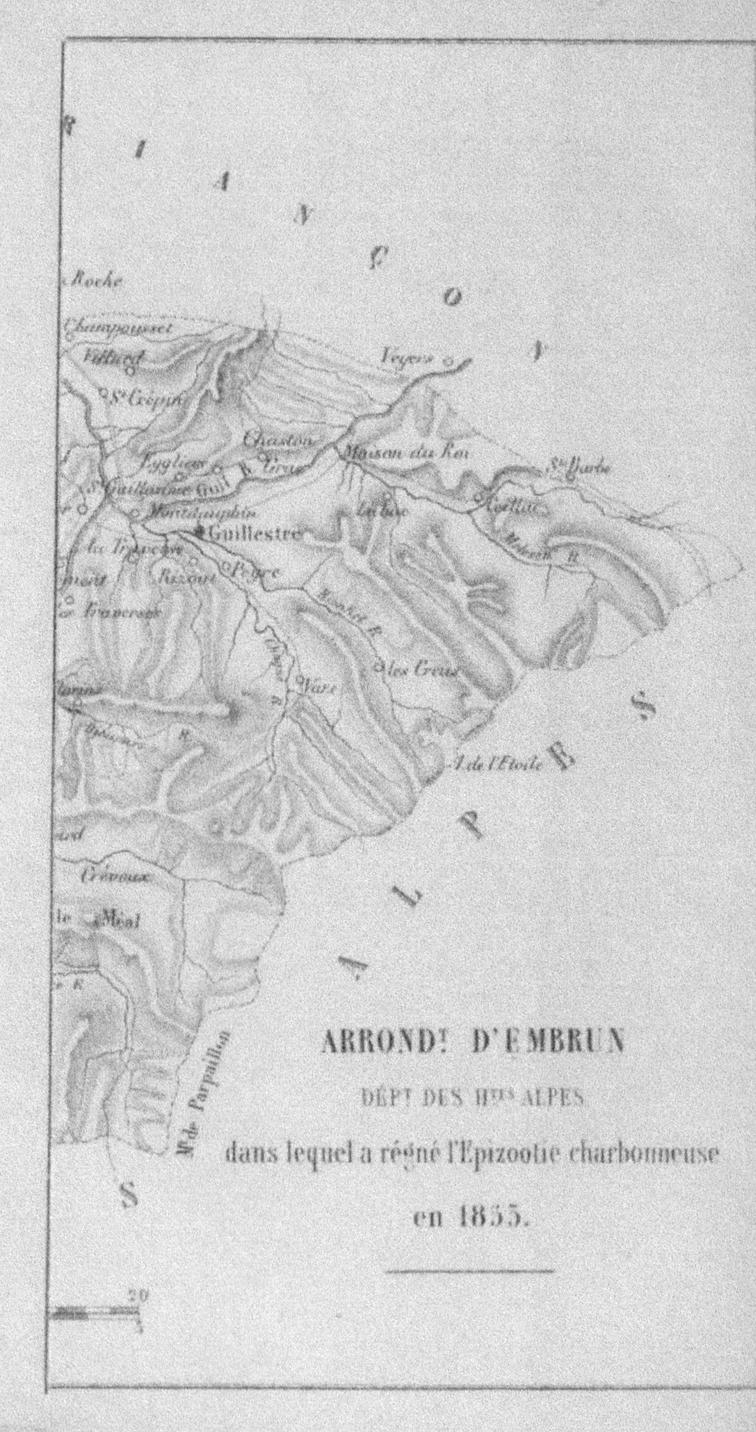
ARROND^t D'EMBRUN
DÉP^t DES H^tes ALPES
dans lequel a régné l'Epizootie charbonneuse
en 1855.
Guillestre
Montdauphin
Vars
les Crous
Maison du Roi
Chastan
Vigers
Risoul
Crévoux
Méal
Mt de Parpaillon
Roche
Champcouset
St Crépin
Ceillac
St Barbe
20

DE L'ÉPIZOOTIE CHARBONNEUSE

QUI A RÉGNÉ

DANS L'ARRONDISSEMENT D'EMBRUN (HAUTES-ALPES)

EN 1853.

Une maladie des plus graves a régné pendant plusieurs mois dans l'arrondissement d'Embrun, et a jeté partout la désolation par les ravages qu'elle a produits.

La plupart des animaux qu'elle atteignait succombaient rapidement, quelquefois en moins d'une journée ; aussi, les habitants des campagnes éprouvaient-ils des pertes énormes, résultant tout à la fois de la mort de leurs animaux et de l'impossibilité dans laquelle ils se sont trouvés de faire les travaux exigés par la culture de leurs terres.

Le préfet des Hautes-Alpes a chargé, dans les premiers temps, MM. Guérin, vétérinaire à Embrun, et Eynaud fils, vétérinaire à Gap, de combattre l'épizootie. Bientôt la municipalité d'Embrun s'est alarmée en voyant que ce fléau faisait de nombreuses victimes, et a demandé, au nom des communes affectées, qu'un professeur de l'Ecole vétérinaire de Lyon fût appelé pour étudier la nature de la maladie régnante, ses causes, ses caractères, les moyens curatifs et préservatifs à lui opposer.

Ayant été chargé de cette mission difficile par M. le

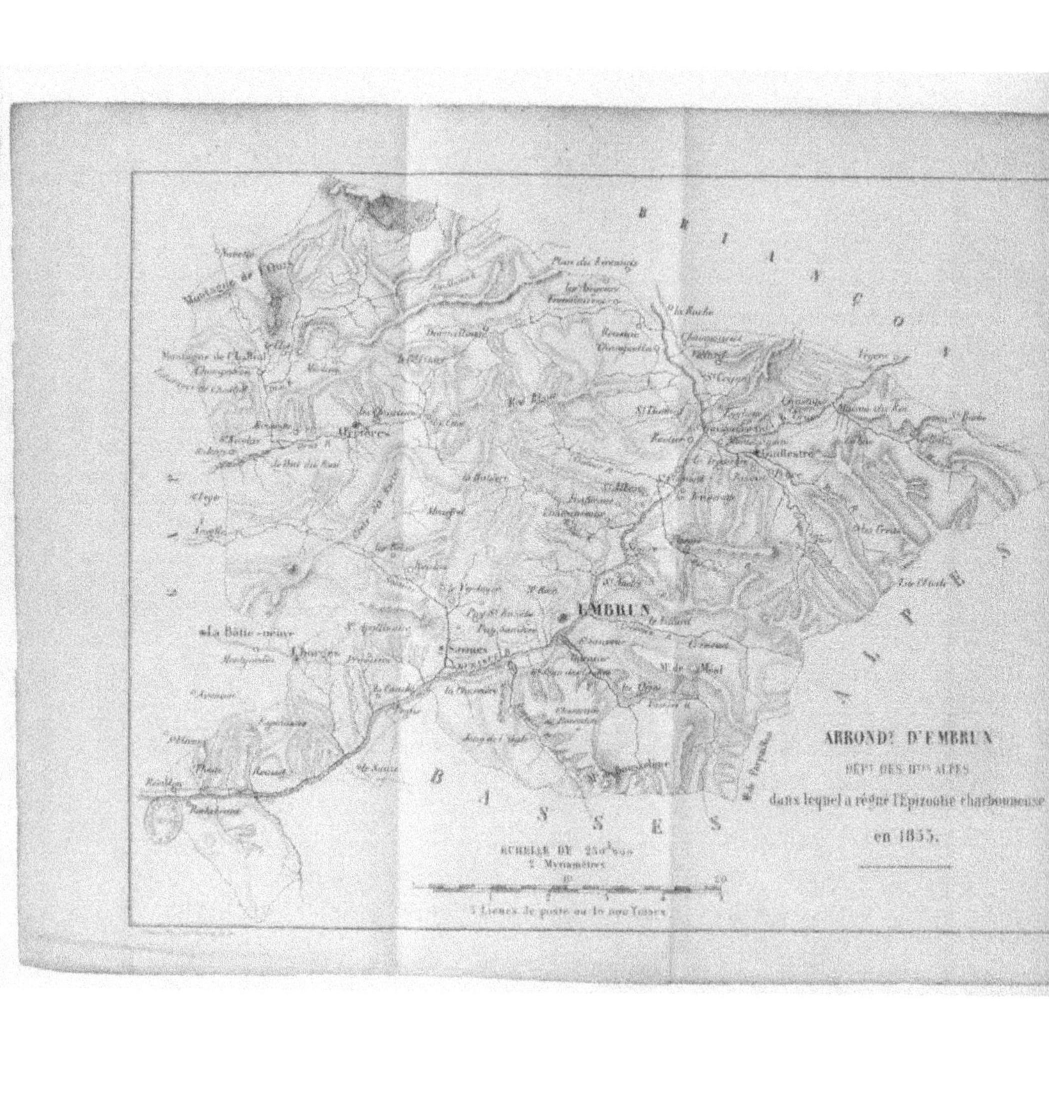

BRIANÇOIS
ALPES
BASSES
EMBRUN
ARROND^T D'EMBRUN
DÉP^T DES H^TES ALPES
dans lequel a régné l'Epizootie charbonneuse
en 1855.

directeur de cette École, en l'absence du professeur chargé des épizooties, je me suis rendu immédiatement dans les Hautes-Alpes, où j'ai passé quinze jours, du 10 au 25 du mois d'août.

Il arrive rarement qu'on ait l'occasion d'observer une épizootie aussi générale et aussi meurtrière ; c'est pourquoi j'ai jugé utile d'en publier une description détaillée, en insistant surtout sur les particularités qu'on n'observe pas ordinairement dans les affections de ce genre. Mon but n'est pas de donner ici une monographie du charbon, mais bien de faire connaître les caractères spéciaux que cette maladie vient de présenter.

NOMS ET NATURE DE LA MALADIE.

L'affection qui a régné dans l'arrondissement d'Embrun sur les animaux domestiques est connue depuis très longtemps dans la science vétérinaire. On la nomme *charbon*, *fièvre charbonneuse*, *charbon blanc*, *charbon symptomatique*, *anthrax*, *typhus charbonneux*, *pustule maligne*, *avant-cœur*, *anti-cœur*.

Les gens du pays l'appellent *peste*, *magagne*, c'est-à-dire mal qui se gagne, mal qui gagne tout.

Je lui ai donné le nom d'*épizootie charbonneuse*.

Elle a atteint les animaux solipèdes, tels que les ânes, les mulets, les chevaux, et les grands ruminants, tels que les bœufs et les vaches.

On a dit à tort qu'elle se montrait sur les moutons et les chèvres. La mortalité qui a été observée sur ces animaux est due à une autre maladie qu'on nomme *sang de rate*, *mal de rate*, qui a quelque analogie avec la fièvre charbonneuse.

Ce sont les ânes qui ont été le plus souvent affectés de l'épizootie charbonneuse ; j'ai constaté ce fait dans des proportions très fortes et que j'évalue au moins à soixante et dix pour cent.

Les mulets ont été plus souvent atteints que les chevaux.

Les animaux de l'espèce bovine ont été attaqués moins fréquemment.

HISTORIQUE.

Les maladies charbonneuses ont régné plusieurs fois en Europe, depuis le commencement du XVIIIe siècle jusqu'à nous, avec le caractère épizootique.

Je peux citer quelques épizooties qui ont des rapports avec celle qui vient de désoler l'Embrunois.

En 1712, on a observé aux environs d'Augsbourg une épizootie charbonneuse sur tous les animaux. Elle se manifestait surtout par des tumeurs qu'on apercevait au poitrail ou aux aines ; ces tumeurs faisaient bientôt des progrès rapides et causaient la mort en peu de temps. On attribua, comme on le fait encore aujourd'hui, leur formation à la piqûre des insectes, qui étaient très nombreux et qui avaient butiné sur des cadavres de bœufs morts depuis quelque temps. Cette maladie a duré depuis le printemps jusqu'au commencement de juillet.

En 1795, une épizootie charbonneuse s'est déclarée sur les chevaux de quelques communes des environs de Paris.

A plusieurs époques différentes, on a observé des épizooties de ce genre sur les animaux de l'espèce bovine ; elles ont été beaucoup plus rares sur ceux de l'espèce chevaline.

Chaque année, on constate des cas isolés de charbon sur des bœufs et des vaches dans un certain nombre de localités. Cette maladie se montre aussi quelquefois sur le cheval dans les contrées méridionales ; je n'ai jamais eu l'occasion de l'observer sur les solipèdes à la clinique de l'École de Lyon.

Une épizootie semblable à celle qui ravage aujour-l'Embrunois s'est montrée, il y a cinquante ans, dans le canton de Savines, qui appartient à cette contrée ; vingt-deux bêtes succombèrent dans cette commune. Ce renseignement m'a été donné par M. Chaix, vieillard de quatre-vingts ans, qui, en 1793, a passé une année comme élève à l'École vétérinaire de Lyon, et qui a conservé un pieux souvenir de M. Bredin père, qui en était directeur à cette époque, et de M. Hénon, un de ses professeurs.

En 1835 et 1836, la même affection a régné dans l'arrondissement d'Embrun ; elle a duré peu de temps ; les ânes ont été principalement affectés.

Depuis dix-sept ans environ, la maladie ne s'est pas déclarée dans cet arrondissement.

Pendant le mois de septembre 1853, quelques cas de charbon ont été observés dans plusieurs communes du département du Var ; ils ont été presque tous mortels.

TOPOGRAPHIE.

Le département des Hautes-Alpes forme une partie de la frontière du sud-est.

La ville d'Embrun, *Embrodunum*, chef-lieu d'arrondissement, est située sur la rive droite de la Durance, à 40 kilomètres de Gap, à une hauteur de 930 mètres; sa population est de 3,000 habitants.

Cette ville est édifiée sur un plateau de poudding ou cailloux roulés, agglutinés par un ciment calcaire; c'est une place forte, entourée de bastions, de remparts et d'un aspect imposant. Du côté de la Durance, elle est inaccessible; mais elle est dominée du côté opposé par de hautes montagnes.

Parmi les chefs-lieux de canton les plus importants de l'arrondissement, on compte Chorges, Savines, Guillestre. Chorges, située à 25 kilomètres d'Embrun, dans la vallée de la Vence, est une petite ville de 2,000 habitants, qui possède quelques restes de constructions romaines.

Le bassin de la Durance comprend une partie des communes ravagées par l'épizootie. Cette rivière prend sa source au pied du mont Juan, près du mont Genèvre, à 2,200 mètres au-dessus du niveau de la mer; elle n'est pas navigable. Ses eaux causent fréquemment de grands ravages et envahissent les terres cultivées.

De hautes montagnes forment la vallée de la Durance; elles sont primitives et composées en grande partie de roches granitiques. Le sol est argileux; dans le bas des vallées, les torrents déposent des terrains d'alluvion que l'industrie cherche à retenir dans l'intérêt de l'agriculture.

Le climat de l'Embrunois est très variable. L'hiver est rigoureux et dure sept à huit mois, pendant lesquels la neige est souvent très abondante. Pendant l'été, la chaleur est parfois excessive; cependant les sommets les plus élevés restent encore blanchis par les neiges. Comme dans toutes les autres parties des Alpes françaises, l'air est pur, le ciel est azuré comme dans le Midi; mais la température présente des changements fort brusques.

Les maladies les plus communes pour l'espèce humaine sont les affections pulmonaires. Dans quelques vallées marécageuses, aux environs de Chorges, par exemple, on observe des fièvres intermittentes dues au voisinage des marais. On y voit moins de goîtres et de crétins que dans d'autres régions des Alpes.

Dans ce département, le règne végétal offre une grande richesse, surtout pour les naturalistes. Aussi, les herborisations au mont Viso sont-elles citées comme très-fructueuses pour le nombre des plantes spéciales qu'on y rencontre. Sur les sommets les plus élevés, on trouve de vastes pâturages, où les troupeaux de moutons prennent leur nourriture pendant une partie de l'été. Plus bas, on rencontre trois sortes de zônes forestières, les sapins, les hêtres et les chênes; enfin, quelques vignes sont cultivées dans les parties les plus rapprochées des rivières.

Les chamois et les marmottes sont des animaux très communs dans les rochers; on y trouve encore beaucoup de gibier, entre autres le coq de bruyère, la perdrix blanche ou jalabre.

On compte chez les habitants une quantité considérable de bétail relativement au nombre de la population. Les animaux les plus employés dans l'arrondissement d'Embrun pour la culture des terres sont les ânes et les mulets ; les chevaux n'y sont pas fort nombreux ; on y rencontre peu de sujets de l'espèce bovine.

Dans quelques communes, on se livre à l'élève des mulets ; dans d'autres on ne s'en occupe pas ; les habitants vont eux-mêmes en acheter de très jeunes dans le Poitou. L'élevage des mulets constitue dans ces montagnes une industrie assez lucrative; un muleton est vendu facilement, à l'âge de six mois, pour la somme de 150 f. aux foires de Saint-Bonnet, près de Gap.

Les habitants sont actifs, laborieux, habitués à la fatigue. La culture de leurs terres les oblige à de rudes corvées, à cause des longues distances qu'ils ont à parcourir. On trouve chez les hommes surtout une intelligence prononcée ; leurs émigrations annuelles contribuent beaucoup à les modifier. Ils sont naturellement religieux et ajoutent peu de croyance aux sortilèges et aux traditions superstitieuses.

APPARITION ET DÉVELOPPEMENT DE L'AFFECTION DANS L'ARRONDISSEMENT D'EMBRUN.

En 1853, l'épizootie charbonneuse a commencé le 17 juillet, dans le hameau du Bois, commune des Crottes, par les ânes et les ânesses. Ce hameau est situé au couchant.

Quarante-huit heures après, elle s'est montrée à Terrassette, hameau de la même commune. Bientôt on l'a constatée à Boscodon, dans l'ancien couvent des Chartreux, où elle a atteint trois juments.

De là, suivant le cours de la Durance, la maladie a envahi le canton de Savines, pour revenir au village des Crottes et à Saint-Jean-des-Crottes.

Ensuite elle s'est déclarée au levant, sur la rive droite de la Durance, à Puysanières, à Réalon, à Saint-Eusèbe, à Saint-Roch, et dans quelques hameaux d'Embrun.

Le 1er août, elle a sévi à Sainte-Apollinaire et à Prunières.

Plus tard, elle s'est reproduite du côté opposé de la rivière, à Saint-Sauveur, à Baratier et enfin à Embrun, dans l'intérieur de la ville.

Le fléau, se portant du côté de Gap, a présenté quelques cas à Chorges, vers le 10 du même mois seulement.

Du côté opposé, en remontant la Durance, la maladie a affecté les communes de Châteauroux et Saint-Clément; c'est là qu'elle a arrêté sa marche.

Le canton de Guillestre n'avait pas été atteint le 25 du mois d'août; une visite que j'ai faite dans le chef-lieu de ce canton a constaté que les cas qu'on disait s'y être montrés, au nombre de trois, appartenaient à d'autres affections non épizootiques.

Les Basses-Alpes ont été envahies. Le mal s'est montré d'abord dans la commune de Pontis, de là dans la vallée de Barcelonnette, où il a régné pendant le mois d'août. Avant de pénétrer dans cette contrée, il a atteint plusieurs animaux dans la commune du Sauze.

M. Guérin, vétérinaire à Embrun, a été appelé le premier par l'administration pour combattre l'épizootie, et a commencé sa mission le 28 juillet. M. Eynaud fils, vétérinaire à Gap, a été chargé, le 9 du mois suivant, de parcourir, avec M. Guérin, plusieurs communes affectées; enfin, je suis arrivé le 13 sur le théâtre de la maladie.

Depuis mon départ jusqu'au milieu de septembre, on a encore observé plusieurs cas de la maladie, notamment à Embrun, aux Crottes, à Chorges; mais l'épizootie était décroissante et le nombre des malades bien moins considérable.

A peu près partout, les quelques malades qu'on a observés pendant le mois de septembre résistaient mieux au mal qui les frappait, et pouvaient être guéris facilement. C'est là une marche qu'on observe généralement dans les épizooties qui ont une certaine gravité.

Cette particularité nous a fait espérer la cessation prochaine des calamités qui affligeaient ce pays, dont la richesse territoriale est déjà fort restreinte.

CAUSES DE L'ÉPIZOOTIE.

Il est difficile de désigner la cause de l'épizootie et surtout de la faire connaître d'une manière mathématique.

L'étude des diverses localités m'a convaincu qu'elle se trouve dans le régime défectueux auquel les animaux ont été soumis et dont le mauvais effet a été augmenté par les influences atmosphériques.

Je citerai surtout la pénurie et la mauvaise qualité des fourrages anciens, puis tout à coup l'usage des foins nouveaux donnés en abondance à des animaux malingres, épuisés par les privations et le travail.

Ainsi, pendant l'année dernière, les fourrages ont été fort peu abondants et de très mauvaise qualité Il a fallu les ménager pour arriver à une récolte nouvelle. Ils ont manqué presque complétement pendant les mois de mai et juin.

Les foins nouveaux ont été donnés aussitôt après qu'ils ont été rentrés dans les granges, environ vers le 1er juillet. La maladie s'est montrée le 18 du même mois.

Tout le monde sait que l'usage des foins nouveaux est très nuisible à la santé des animaux ; il en résulte des modifications, des altérations du sang qui se traduisent par des maladies vertigineuses, le charbon, etc. A Lyon et partout dans le Nord, on a la précaution de ne donner ces foins qu'à dater du mois d'octobre et même plus tard, parce qu'à cette époque leur fermentation est terminée.

Ce qui me fait attribuer une grande influence à cette cause, c'est que l'affection épizootique s'est déclarée tout juste quinze jours après la récolte des fourrages, lorsque les bestiaux en avaient déjà consommé une partie. Or, les maladies résultant d'une mauvaise nourriture se déclarent surtout avec le caractère épizootique quand l'abondance vient réparer d'une manière trop subite les forces de l'économie animale.

— Ajoutons à cette influence fâcheuse celle de la température atmosphérique. Les chaleurs ont été excessives pendant les mois de juillet et d'août, et ont dû naturellement contribuer à l'altération du sang des animaux.

Les bêtes qui habitent les sommets, les parties élevées de la montagne, ont été plus épargnées que les autres ; elles ont offert moins de victimes au fléau. La cause de leur mort n'a pas été constatée ; il est probable que beaucoup d'entre elles sont mortes du sang de rate et non du charbon.

Les animaux de quelques villages qui ont émigré dans les montagnes, au commencement de l'épizootie, ont éprouvé beaucoup moins d'accidents. C'est ce qu'on a pu constater pour la commune de Puysanières.

Dans la commune de Crévoux, située au couchant dans la montagne, il n'y a pas eu de malades; on rapporte ce résultat à sa situation dans des régions très élevées et dont l'air est plus frais. Le maire, il est vrai, avait eu la précaution d'interdire l'entrée de la commune aux bestiaux des communes voisines.

— On a attribué l'affection régnante à la piqûre des mouches, des taons et autres insectes, qui ont été fort nombreux et qui se jettent sur les animaux dans les pâturages ou sur les routes.

Il faut réduire à sa juste valeur cette cause qui peut propager la maladie, mais qui certainement ne l'a pas produite.

Chaque année, les insectes ont tourmenté les bestiaux de ces contrées, et, cependant, il y a bien longtemps qu'on n'y a pas vu l'épizootie charbonneuse.

Ainsi que je l'exposerai plus loin, la maladie se montre sur les animaux dans un lieu d'élection et non partout, comme cela arriverait si les insectes en étaient la cause première. Souvent aussi elle se déclare assez profondément dans le tissu cellulaire, sans qu'on observe à la peau aucune trace de piqûre ni d'inflammation.

J'admets seulement que les taons et autres mouches peuvent propager la maladie en butinant sur des animaux affectés et en allant ensuite piquer des animaux sains. J'ai vu, en effet, plusieurs sujets atteints par cette cause ; j'ai observé entre autres un bœuf qui avait sous la tête une énorme tumeur charbonneuse, que le propriétaire a vu se former par l'effet de la piqûre d'un grand nombre d'insectes.

— La nature du sol, les expositions diverses, n'ont exercé aucune influence sur cette affection.

Dans les terrains bas, comme dans ceux qui sont élevés, au levant et au couchant, la maladie s'est montrée avec une égale intensité.

Il est à remarquer que la plupart des communes envahies n'ont pas de marais dans leur voisinage, et qu'à peu près partout les habitants peuvent abreuver les animaux avec des eaux de bonne qualité, remarquables par leur limpidité et leur fraicheur.

— L'état des écuries et des étables ne paraît avoir été pour rien dans la production du fléau. La maladie charbonneuse n'a pas été plus fréquente dans celles qui sont mal tenues, et dont le nombre est certes bien considérable.

— En résumé, sous le rapport de l'étiologie, c'est dans un mauvais régime qu'il faut chercher la cause de l'épizootie. Elle consiste, ainsi que je viens de l'établir, dans une mauvaise alimentation à laquelle a succédé l'abondance.

Ce qui le prouve surtout, c'est que le charbon a attaqué principalement les animaux maigres, usés par le travail ou par l'âge et de peu de valeur, tandis qu'il a épargné la plupart de ceux qui avaient moins souffert d'une nourriture peu substantielle.

Il est de notoriété publique qu'on n'a cité aucun cas sur les équipages des voituriers qui, chaque jour, sillonnent la vallée d'Embrun.

Partout, les chevaux de la gendarmerie ont échappé à la maladie ; il en a été de même de la plupart des sujets appartenant à des propriétaires aisés.

Enfin, je vais aborder la question de la contagion pour les animaux et pour l'espèce humaine.

CONTAGION POUR LES ANIMAUX.

La contagion est admise pour les maladies charbonneuses. S'il n'est pas prouvé qu'elle existe par virus volatil, sa transmission par l'inoculation du sang ou de la sérosité des tumeurs, soit aux animaux, soit à l'homme, n'est contestée par personne.

J'ai attaché une grande importance à l'étude de l'épizootie actuelle sous le rapport contagieux, et je dois avouer que je n'ai observé aucun fait qui ait prouvé évidemment qu'elle pouvait se transmettre aux animaux.

Je rappellerai d'abord que ce n'est pas la contagion qui a introduit le charbon dans ces contrées. Le maire de Prunières m'a assuré qu'aucun animal étranger n'avait pénétré dans sa commune depuis le 1er juin, et que l'épizootie s'y était montrée vers la fin de juillet.

Rien ne prouve que le caractère contagieux ait beaucoup contribué à multiplier le nombre des cas. Nous avons constaté que cette épizoottie a souvent attaqué plusieurs animaux dans les mêmes écuries. Toutefois, les faits recueillis sous ce rapport ne sont pas nombreux, la plupart des bêtes de travail, les solipèdes surtout, étant isolés chez les propriétaires.

Il est un fait qui prouverait que la contagion n'est

pas fort à craindre, c'est que l'on n'a observé avant mon départ aucun exemple de charbon sur les ânons et les jeunes mulets qui ont été allaités par des bêtes malades. Depuis cette époque, M. Guérin m'a cité le fait suivant dans sa correspondance : à Baratier, une jument, qui allaitait un poulain de quatre mois, est morte du charbon après trois jours de traitement ; trois jours plus tard, ce jeune poulain fut atteint d'un angine aiguë, gangreneuse, qui le fit succomber en très peu de temps. Rien ne peut démontrer que ce sujet soit mort du charbon.

Nous n'avons pas pu faire des essais dans les lieux ravagés par l'épizootie pour savoir si cette maladie est contagieuse par inoculation, à cause de l'impossibilité de trouver des sujets d'expérience.

Plus tard, dès mon retour à Lyon, je me suis empressé de faire quelques expériences sur cette question. A mon passage à Chorges, le 22 août, j'avais recueilli dans une petite fiole du sang mêlé de sérosité provenant de mouchetures faites sur une tumeur charbonneuse située à l'encolure d'un mulet appartenant à Mme Magne, et qu'on avait abandonné dans un champ, parce qu'il était dans une position désespérée. Le 25, à mon arrivée, ce liquide avait une couleur lie de vin, homogène et ne contenait aucune trace de coagulum ; il n'exhalait aucune odeur. Je m'en suis servi pour faire des inoculations au poitrail et aux lèvres de deux chevaux et sur le dos de deux chiens. Les uns et les autres de ces animaux n'ont éprouvé aucun accident.

Ainsi, rien n'a établi à mes yeux la contagion de cette maladie pour les animaux d'une même espèce.

Différentes versions ont circulé dans ce pays sur la contagion pour les animaux d'espèces diverses. On a dit, entre autres choses, qu'à Chauvette, un chien, qui avait découvert le corps d'un âne charbonneux enterré dans un champ, en avait mangé, et que le lendemain on l'avait trouvé mort. Ce fait n'a pu être vérifié.

A Savines, on a vu, pendant les premiers temps de l'épizootie, plusieurs chiens dévorer les chairs des animaux morts du charbon, sans qu'il en soit résulté pour eux quelque accident.

M. Guérin, vétérinaire à Embrun, a fait manger par un chien une tumeur charbonneuse qu'il venait d'extraire du poitrail d'un mulet; il n'en est rien résulté.

Ainsi, la maladie, en admettant qu'elle était contagieuse pour les chiens par l'inoculation, ne le serait pas par l'ingestion de ces matières dans l'estomac, et l'usage de la chair des animaux morts du charbon ne paraîtrait pas avoir été nuisible. Ce fait est d'accord avec les expériences tentées pour prouver l'innocuité de la viande des sujets atteints de maladies contagieuses.

CONTAGION POUR L'ESPÈCE HUMAINE.

Pour ce qui concerne l'espèce humaine, la science a enregistré de nombreux faits de contagion; il y a quelque intérêt à noter ce qui a été observé sous ce rapport dans les circonstances fâcheuses qui viennent de se présenter.

Les cas de communication de la maladie charbonneuse des Hautes-Alpes ont été assez nombreux sur les hommes, et démontrent le caractère contagieux de l'affection.

Je me contenterai de parler de ceux qui ont été constatés par les deux médecins qui exercent à Embrun. Le 20 août, ces cas s'étaient montrés au nombre de huit; trois ont été observés par M. le docteur Rossignol, et cinq par M. le docteur Villan.

Les faits observés par M. Rossignol sont les suivants :

1° Un nommé Blanc, de Prunières, qui avait écorché un bœuf charbonneux, a éprouvé au bras droit un érysipèle phlegmoneux très grave. On l'a traité par des scarifications de la peau, la cautérisation avec l'ammoniaque et l'application d'un vésicatoire dans les parties voisines pour scinder le mal. Cet homme a été malade pendant longtemps et a fini par se rétablir;

2° Un homme des Crottes a eu aussi un phlegmon au bras: même traitement; guérison.

Enfin, un homme de la commune de Pontis a eu les mêmes symptômes, après avoir donné des soins à une ânesse; il a été traité comme les autres, mais avec moins de succès. Il est mort le 19 août des suites de cette affection charbonneuse.

Ces inoculations qu'on a généralement attribuées aux mouches, ont eu le caractère de l'érysipèle phlegmoneux, avec une pustule noire comme point central. On les a observées sur des parties du corps exposées au contact de l'air.

SYMPTÔMES.

Cette maladie a présenté à peu près constamment la même forme. Elle a débuté sur tous les animaux sans exception par une tumeur de nature œdémateuse, d'un très petit volume d'abord, et augmentant bientôt de manière à acquérir des proportions considérables. Cette tumeur était unique.

Espèces chevaline et asine. — On observait presque toujours dans la même partie du corps les premiers signes de la tumeur charbonneuse ; on eût dit que la maladie avait un siége d'élection à l'extérieur. Ainsi, pour les ânes, les mulets et les chevaux, c'est au poitrail, sur un des côtés de l'extrémité antérieure du sternum, qu'elle se présentait. Sur les ânesses, les mules et les juments, on la voyait plus fréquemment se montrer sous le ventre, en avant des mamelles ; quelquefois ces organes étaient envahis dès le début ; quelques bêtes présentaient en premier lieu l'enflure à la vulve. Plusieurs fois, sur les mâles, j'ai vu l'affection se montrer aux testicules ; enfin, dans des cas assez rares, c'est sous la gorge qu'elle se produisait.

Aucun symptôme précurseur n'annonce l'invasion de la maladie ; les malades conservent l'appétit et leur gaîté, jusqu'à ce que la tumeur charbonneuse ait acquis un volume considérable ; alors seulement on voit se développer des symptômes généraux.

Dès qu'elle commence à paraître, la tumeur est chaude et douloureuse ; en peu de temps, elle augmente de grosseur et acquiert bientôt, au poitrail surtout, le volume de la tête d'un enfant. Dans cette région, elle s'étend souvent vers la partie supérieure de l'encolure. Sa consistance est dure dans le centre et œdémateuse sur les bords, où elle conserve l'impression des doigts qui la compriment.

Quand on fait sur la tumeur charbonneuse quelques mouchetures avec une lancette, un sang noirâtre s'écoule facilement, formant par chaque piqûre un jet continu ; sa fluidité naturelle paraît augmentée. J'ai fait couler sur du papier blanc du sang recueilli chez plusieurs animaux dans la partie malade ; ce liquide avait une couleur peu foncée, non homogène ; la sérosité paraissait dominer dans sa composition. Bientôt chaque goutte reçue sur le papier présentait une infinité de petits points noirâtres. Il y avait évidemment dissociation des éléments du sang.

Les mouchetures faites à la tumeur lorsqu'elle est fortement développée donnent moins de sang et laissent surtout écouler de la sérosité.

Si l'on fait une incision sur la partie charbonneuse lorsqu'elle est assez prononcée, on trouve au-dessous de la peau un tissu lardacé, de couleur blanche, un peu jaunâtre (de là le nom de *charbon blanc*) ; la peau seule laisse couler quelques gouttes de sang ; plus profondément on ne voit sortir que de la sérosité.

— La circulation m'a offert des caractères particuliers et constants. Le pouls s'accélère et devient de plus en plus petit à mesure que l'affection fait des progrès ; j'ai constaté ce fait rigoureusement avec la montre à secondes.

Ainsi, tout à fait au début, le pouls est à peu près

normal ; quand l'éruption charbonneuse commence à être assez apparente, il donne 48 pulsations par minute. Si l'état maladif s'aggrave, les battements artériels s'affaiblissent et sont comptés au nombre de 72. Sur les bêtes dont la position était désespérée, j'ai compté 100 pulsations par minute. Enfin vient le moment où le pouls est inexplorable. Pendant le traitement de l'épizootie, quand l'état du sujet s'améliore ou reste stationnaire, les artères battent 40 à 50 fois par minute.

Ces signes, fournis par la circulation, m'ont été d'un grand secours pour juger la gravité de la maladie, et m'ont beaucoup servi à porter un pronostic positif.

Les battements du cœur ne deviennent percevables par l'application de la main sur le côté gauche du thorax que quand le pouls donne 90 à 100 pulsations. Alors on peut diagnostiquer une hydropisie du péricarde et prédire la perte prochaine de l'animal.

Regardant l'emploi de la saignée comme nuisible pour les malades atteints du charbon, je me suis borné à retirer de quelques uns d'entre eux de faibles quantités de sang, dans le but d'étudier ce liquide. J'ai constaté la fluidité du sang, son écoulement facile par les mouchetures et les scarifications des tumeurs charbonneuses comme par l'ouverture d'une veine. Le sang veineux est d'un noir foncé ; au début, il se coagule lentement et présente peu de caillot inflammatoire ; ce caillot est d'un jaune tirant sur le brun, et montrant de nombreuses piquetures noires vers son point de réunion avec le caillot noir. Vers la fin de la maladie, il est visqueux et ne se coagule qu'imparfaitement ; il a une grande analogie avec cette sorte de boue sanguine, noirâtre, qu'on trouve après la mort dans les cavités du cœur.

— A mesure que l'affection charbonneuse fait des progrès, des symptômes généraux se prononcent.

La colonne dorsale offre dans les premiers temps une sensibilité exagérée; l'animal fléchit considérablement à la moindre pression des reins. Plus tard, cette sensibilité disparaît ; si la vie est fortement menacée, elle est complètement nulle.

La chaleur abandonne les extrémités ; les oreilles sont froides; le nez présente aussi un abaissement marqué de température qui est d'un mauvais augure. Le malade perd ses forces petit à petit ; il se couche fréquemment, mais sans agitation marquée, et finit par s'éteindre lentement.

Quand la mort approche, on voit les muqueuses se décolorer et devenir presque blanches ; la respiration est un peu plus accélérée sans être anxieuse ; quelques légers tremblements se montrent aux muscles du grasset. Aucun écoulement, de quelque nature que ce soit, n'a lieu par les ouvertures naturelles.

Parmi les symptômes observés sur les muqueuses, il en est un assez constant, que l'on constatait sur la conjonctive. Si la mort était à peu près certaine, cette membrane présentait quelques pétéchies d'un rouge jaunâtre, sans avoir pris elle-même une couleur bien différente de l'état normal.

La mort se produisait avec tous les caractères d'une adynamie prononcée.

Sur les nombreux animaux que j'ai été appelé à observer, je n'ai constaté aucune complication sur les poumons, les organes digestifs ou les viscères abdominaux.

Espèce bovine. — Les symptômes recueillis sur l'espèce bovine ont beaucoup de ressemblance avec ceux que nous venons de constater sur les espèces chevaline et asine.

La tumeur charbonneuse se montrait le plus souvent au fanon ; quelquefois elle apparaissait sous la gorge ou sous le ventre, prés des organes génitaux.

On observait sur ces animaux d'autres signes, tels que le hérissement des poils, la sensibilité exagérée de la colonne dorsale. La rumination se continuait longtemps ; le mufle restait humecté jusqu'à une époque assez avancée de la maladie. Le pouls devenait ensuite de plus en plus misérable ; les battements du cœur étaient forts et tumultueux. La marche était chancelante ; les forces abandonnaient le malade ; il tombait dans un état adynamique et succombait.

Les diverses périodes de la maladie se succédaient avec beaucoup plus de rapidité sur le bœuf que sur les solipèdes ; on avait toujours un état plus grave à combattre sur les ruminants.

Espèces ovine et caprine. — On a dit que les moutons et les chèvres contractaient aussi la maladie charbonneuse qui a régné dans ce pays ; je ne le crois pas.

Pendant mon séjour dans les localités affectées, je n'ai pas eu l'occasion de visiter un seul de ces animaux présentant à l'extérieur une tumeur charbonneuse.

Les autopsies que j'ai faites sur les chèvres m'ont donné les lésions du *sang de rate ou mal de rate*, et non celles du charbon.

MARCHE ET DURÉE DE LA MALADIE.

L'affection charbonneuse a présenté, dans les premiers temps de son apparition, une marche très rapide. Il n'était pas rare de voir des animaux succomber le jour où l'on avait observé les premiers symptômes, même pendant un traitement rationnel.

Plus tard, ainsi que cela arrive dans toutes les épizooties, sa marche a été moins rapide. Des malades mal soignés ou abandonnés à leur maladie ont encore vécu pendant plusieurs jours.

La durée du charbon a été quelquefois de huit à dix jours. Dans ces cas, l'intensité des symptômes était moins prononcée; on pouvait obtenir plus de succès dans le traitement des animaux.

TERMINAISONS.

Les terminaisons observées sont la résolution, la suppuration, la gangrène, l'asphyxie, l'état adynamique.

La *résolution* ou disparition complète des tumeurs charbonneuses a été assez fréquente dans les derniers temps de l'épizootie, mais on ne l'a pas vue se produire spontanément. Il faut ne pas oublier que les animaux sur lesquels on croit avoir observé la résolution spontanée n'étaient pas réellement charbonneux, et que beaucoup d'entre eux étaient considérés comme atteints de l'épizootie, dès qu'ils offraient quelque élevure ou une légère tuméfaction de la peau.

La *suppuration* n'a jamais été spontanée; elle s'est

montrée sur les tumeurs qui avaient été opérées et surtout après la cautérisation des tissus malades. Elle a toujours été considérée comme favorable à la guérison.

Le plus souvent, le traitement curatif consistait à provoquer la suppuration par différents moyens.

La *gangrène* s'est-elle produite ? Peut-on la considérer comme la terminaison la plus ordinaire de la maladie quand elle était mortelle? C'est un point à discuter. Sur un grand nombre d'animaux, on a vu l'enflure du ventre ou celle du poitrail augmenter considérablement dans un laps de temps très-court, et conserver le caractère de l'œdème sans devenir emphysémateuse. Les piqûres faites dans les tissus laissaient écouler un liquide séreux jaunâtre. L'animal présentait les symptômes de l'adynamie ; des pétéchies se montraient sur les conjonctives ; le pouls devenait imperceptible ; les muqueuses étaient pâles ; la mort arrivait bientôt sans convulsions. Pendant la vie et après la mort, je n'ai pas reconnu sur le cadavre une odeur prononcée, surtout celle qui caractérise la gangrène ; les tumeurs m'ont paru être toujours inodores.

Plusieurs animaux atteints du charbon à la gorge sont morts promptement par l'*asphyxie* résultant du développement considérable d'une tumeur œdémateuse.

Enfin, les malades qui ont succombé ont été presque tous victimes d'une altération du sang, caractérisée par l'*état adynamique*, signalé plus haut.

RÉCIDIVES.

On en a observé un petit nombre ; elles ont été mortelles. Ainsi, dans la commune du Sauze, deux ânes ont succombé après une deuxième invasion de la maladie.

Dans un hameau de la commune des Crottes, une ânesse, âgée de dix ans, aurait été malade trois fois. En premier lieu, le charbon se serait montré par une tumeur sur les côtes et aurait duré quatorze jours ; une seconde invasion a eu lieu sous le ventre et s'est terminée au bout de huit jours ; enfin, la troisième apparition, qui s'est produite à la vulve, a occasionné la mort au bout de six jours.

Ces exemples de récidive ne me paraissent pas bien avérés. Aucun fait de ce genre n'a été observé, soit par les vétérinaires qui ont traité l'épizootie, soit par moi.

AUTOPSIE, LÉSIONS CADAVÉRIQUES.

Sur le cheval. — A l'extérieur, le cadavre offre un engorgement énorme dans la région où la tumeur charbonneuse s'est développée.

Les muqueuses ont une teinte très pâle et à peu près blanche ; aucun écoulement n'a lieu, soit par la bouche, soit par les narines ou les yeux ; ces ouvertures restent complètement sèches.

Sous la peau, dans les parties tuméfiées, le tissu cellulaire est gonflé, volumineux, de consistance lardacée ; quand on l'incise, il laisse écouler de la sérosité jaunâtre. La couleur de cette couche lardacée est jaunâtre dans la périphérie, fortement colorée en noir dans le centre ; les ganglions lymphatiques voisins sont également noirâtres. Les parties malades ne donnent aucune odeur, ce qui est remarquable pour établir qu'il n'y a pas gangrène des tissus, parce que, dans ce dernier cas, ils produiraient une odeur fétide caractéristique.

Dans les cavités splanchniques, on remarque les lésions suivantes :

L'abdomen contient deux litres environ de sérosité sanguinolente ; la surface des intestins présente à l'extérieur de nombreuses piquetures noires, semblables, dans quelques points, à des pétéchies. — La rate a conservé son volume ordinaire ; sa surface est marbrée noir et blanc. — L'estomac contient des aliments en assez grande quantité ; le sac gauche présente sa muqueuse parfaitement blanche ; celle du sac droit est tachée de noir, ecchymosée sur plusieurs points, et montre partout une teinte plus rouge qu'à l'état normal. — La muqueuse de l'intestin grêle est également plus rouge que dans les circonstances ordinaires; elle présente de nombreuses piquetures plus foncées et semblables à celles qu'on ferait avec une épingle ; la muqueuse du gros intestin a une teinte tirant sur le brun. — La vessie n'offre rien de particulier. — Il n'y a pas de tumeurs entre les lames du mésentère.

Dans la poitrine, on ne trouve pas d'épanchement pleurétique. Les poumons sont sains et ne sont nullement gorgés de sang. Le péricarde contient environ un demilitre de sérosité colorée en rouge ; la surface extérieure du cœur est comme lavée. Dans les cavités de cet organe, on trouve du sang noirâtre, poisseux, diffluent, non coagulé. Le ventricule et l'oreillette du côté droit sont colorés uniformément en rouge violacé; les cavités du côté gauche offrent de nombreuses pétéchies ou ecchymoses, d'un noir foncé, et larges dans quelques parties comme une pièce d'un franc. La substance musculaire du cœur offre moins de consistance qu'à l'état normal.

Je suis porté à croire que ces pétéchies des cavités gauches se forment seulement après la mort. En passant à Chorges pour revenir à Gap avec M. Eynaud, le 22 août, nous vîmes, abandonné dans un champ, un mulet appartenant à Mme Magne, aubergiste. Ce mulet avait au poitrail une tumeur charbonneuse énorme; son état général était très fâcheux; sa position nous paraissant désespérée, nous obtînmes facilement de la propriétaire la permission de le sacrifier, ce qui fut fait par effusion de sang. A l'autopsie, les cavités du cœur n'offraient pas de colorations anormales, point de pétéchies; il y avait épanchement sanguinolent dans le péricarde.

Dans les diverses ouvertures de cadavres que nous avons faites, il nous a été impossible d'examiner les organes cérébraux et la moelle épinière, parce que personne n'était disposé à nous aider pour ces recherches.

Il ne faut pas oublier que les investigations cadavériques sur les animaux morts du charbon présentent des dangers sérieux sous plusieurs rapports, et qu'il faut toujours se hâter de les terminer. Le contact du sang et des chairs infectées, les piqûres des mouches qui butinent en grand nombre sur le cadavre, ont été bien fréquemment la cause d'accidents mortels, soit pour le vétérinaire qui fait une autopsie, soit pour l'équarrisseur qui ne craint pas d'enlever la peau des animaux.

Sur le mulet et l'âne. — Mêmes lésions que sur le cheval.

Sur l'espèce bovine. — Les lésions cadavériques présentent la même nature; même aspect extérieur du cadavre; altérations identiques dans les tumeurs du tissu cellulaire.

Dans l'abdomen, il y a aussi épanchement sanguinolent. La panse est décolorée; les aliments du feuillet sont desséchés. La caillette est enflammée; la muqueuse intestinale est fortement colorée en rouge brun.

Dans la poitrine, les poumons sont intacts. Le péricarde contient de la sérosité rougeâtre; le sang est diffluent et poisseux dans le cœur; des pétéchies se montrent aussi dans le ventricule gauche.

GRAVITÉ DE L'ÉPIZOOTIE.

Le pronostic a toujours été des plus graves dans les premiers temps de l'épizootie.

A cette époque, les malades périssaient au bout de quelques heures; on avait à peine le temps de leur administrer quelques secours.

Les habitants des communes éloignées d'Embrun voyaient périr leurs animaux en grand nombre, sans savoir ce qu'il fallait leur donner pour les guérir. Aussi la plus grande panique s'était-elle répandue dans les campagnes ; bientôt *tous* les bestiaux atteints de la moindre élevure de la peau étaient considérés comme malades de l'épizootie et traités comme tels ; c'est alors qu'on a commencé à proclamer de nombreuses guérisons, obtenues la plupart sur des malades qui n'avaient éprouvé aucune atteinte du charbon.

On pouvait évaluer approximativement, le 25 du mois d'août, le nombre des animaux morts de l'épizootie au chiffre de 400, parmi lesquels il y avait environ 200 à 250 ânes ou ânesses.

Les vétérinaires appelés à traiter l'épizootie, et qui ont visité beaucoup de malades, ont compté de nombreux succès ; ainsi, MM. Guérin et Eynaud fils ont obtenu de bons résultats, mais ils ne pensent pas avoir guéri la moitié des malades qu'ils ont traités.

Dès mon arrivée à Embrun, j'ai entrepris le traitement de plusieurs animaux, conjointement avec ces deux vétérinaires. Sur cinq sujets que nous avons traités dans la ville pendant la première semaine, un seul est mort, n'ayant pu supporter le traitement : c'était un cheval appartenant à Mme veuve Imbert et qui était âgé de 30 ans au moins.

Nous avons traité aussi un grand nombre de malades dans les communes voisines ; j'estime que l'on peut, avec les moyens de guérison que nous avons employés, sauver au moins les trois quarts des malades, c'est-à-dire 15 sur 20 ; mais il faut, pour arriver à ce résultat, les avoir à proximité, pour veiller à l'administration des soins convenables.

Sans cette dernière condition, les succès seront plus rares, parce que le traitement sera négligé. Les habitants de la campagne approuvent tout ce qu'on leur prescrit ; ils commencent à donner ce qu'il faut, mais, au bout de peu de temps, ils s'étonnent de ne pas voir leurs animaux guéris et ne font plus rien, ou ils changent de système et reviennent à des remèdes ridicules.

Comment compter sur leur exactitude, quand on les voit se présenter le lendemain, dire que leurs bestiaux vont plus mal et avouer qu'ils ont laissé sur la cheminée les remèdes qu'on leur avait délivrés gratis? C'est ce qui est arrivé pour plusieurs personnes à qui j'avais remis des breuvages contenant de l'huile phosphorée.

Ainsi que j'ai eu l'honneur de l'écrire à M. le sous-préfet, la science n'a pas beaucoup de puissance pour guérir les maladies épizootiques, parce qu'on ne peut pas corriger instantanément par l'administration d'un remède des altérations profondes, qui se sont formées lentement dans la constitution des animaux. Il faudrait un pouvoir divin pour opérer ce miracle.

— On ne manquera pas de parler des guérisons obtenues par les empiriques. Je dois dire toute ma pensée sur le rôle qu'ils ont rempli dans les circonstances malheureuses qui se sont présentées.

Je ne suis pas un de ceux qui regardent comme mauvais tout ce qu'ils font. Ils peuvent rendre de grands services dans les Hautes-Alpes, où l'on compte à peine sept vétérinaires diplômés, et surtout dans l'arrondissement d'Embrun, où on n'en trouve qu'un seul. Il vaut mieux encore se servir d'eux que renoncer à tout secours ; mais ils ne rendront des services qu'en étant modestes et en suivant les conseils des vétérinaires.

Voici ce que je disais de leur conduite dans le rapport

que j'ai adressé à M. le sous-préfet le 22 août dernier :

« Plusieurs praticiens et maréchaux ont été fort utiles et ont obtenu des guérisons en agissant d'après leurs inspirations. Ainsi, je citerai, pour la commune de Savines, le sieur Chaix, qui m'a paru être fort prudent et surtout docile pour écouter les conseils qu'on lui donne. Dans la commune des Crottes, le sieur Gauthier, maréchal, a fait aussi quelque bien.

» Mais si je donne une mention honorable à ceux qui ont agi sagement, je ne peux m'empêcher de blâmer ceux qui proclament des guérisons imaginaires sur des animaux qui n'ont pas eu la maladie charbonneuse.

» Ainsi, le 19 août, nous sommes allés à Guillestre, M. le sous-préfet nous ayant invités à visiter les bestiaux qu'on disait y être malades en grand nombre. Le maire de la commune, M. Paluel, qui nous a accueillis avec beaucoup d'empressement, nous a fait présenter trois animaux, qu'on disait avoir été guéris du charbon par un maréchal de l'endroit, le sieur Bernardi, auquel on a fait une certaine réputation d'habileté. Eh bien ! l'un de ces animaux, un mulet, avait une carie de l'oreille gauche, qui avait déjà paralysé la conque et qui ne sera pas guérie avant trois mois ; un autre avait sur les côtes une tumeur produite par le harnais ; enfin, un troisième présentait au milieu du cou une légère enflure sans importance, sur laquelle une incision avait été faite. On comprendra qu'il n'est pas difficile de guérir des cas de ce genre.

» Sur la prière du maire, qui m'a paru être un homme de bon sens, et qui cependant a une confiance illimitée en ce guérisseur, j'ai consenti à lui donner quelques indications pour le traitement de l'épizootie. Je dois avouer que j'ai été écouté avec attention, mais j'ai vu bientôt quelle portée mes conseils pouvaient avoir.

» Le matin, en passant à Châteauroux, nous avions visité, en présence du maire de la commune, un mulet âgé de 2 ans, appartenant au sieur Mottet (François). Ce mulet présentait au poitrail un œdème charbonneux qui s'était formé depuis quelques heures ; le sieur Bernardi se disposait à opérer cette tumeur pour l'extirper ; je l'engageai à faire seulement une incision dans le centre et à cautériser avec l'acide sulfurique ; il me promit de se conformer à mes instructions.

» A mon retour de Guillestre, je me suis fait présenter de nouveau ce mulet, et j'avoue que je suis resté stupéfait devant l'audace de l'opérateur et la bonhomie du propriétaire, qui avait laissé faire une opération aussi monstrueuse. On avait extirpé tout l'œdème du poitrail dans une étendue de 50 centimètres au moins; tout était enlevé, peau, tissus cellulaire et musculaire, jusqu'à la surface du sternum. Cette plaie énorme, large de 20 centimètres au moins, était béante et recouverte seulement par un linge flottant à la partie inférieure du cou. Je serai fort étonné, si j'apprends la guérison de ce malheureux animal ; alors je permettrai à l'opérateur de s'en vanter (1). »

Dans cette même commune de Châteauroux, ainsi qu'à Saint-Clément et surtout dans le canton de Chorges, les

(1) J'ai appris, depuis mon départ d'Embrun, que ce mulet avait succombé quarante-huit heures après l'opération, et que le propriétaire avait l'intention d'en réclamer la valeur judiciairement.

guérisseurs ont largement exploité la crédulité des habitants, en faisant croire qu'ils avaient le secret de guérir le charbon et en vendant des préservatifs parfaitement inutiles. On a vendu principalement des bouteilles contenant de l'eau céleste destinée à faire des frictions sous le ventre des animaux pour en éloigner les mouches.

— Le remède à opposer à cette maladie est connu, mais il faut persévérer pendant plusieurs jours dans son emploi. Les guérisons que nous avons obtenues à Embrun viennent le prouver. Je citerai surtout deux mulets appartenant à M. Mathieu et une jument de M. Gonthier ; dans ces cas-là, comme dans plusieurs autres, la médecine a évidemment prouvé sa puissance.

Avec les soins convenables, on pouvait espérer de guérir au début de la maladie ou peu d'heures après son apparition. Quelques malades atteints depuis deux ou trois jours ont pu encore être sauvés ; mais, quand le pouls était filiforme, accéléré, quand le froid avait envahi les extrémités, il y avait peu d'espoir. Il n'en restait pas quand des pétéchies se montraient sur la muqueuse de l'œil.

Parmi les animaux affectés, ce sont les bœufs qui ont présenté le plus de résistance à la guérison, ensuite les ânes. Les mulets ont donné plus de ressources pour échapper aux suites du charbon.

TRAITEMENT.

Il comprend :

1° Les moyens de police sanitaire à prendre contre l'épizootie ;

2° Les moyens préservatifs ;

3° Les moyens curatifs.

Dans une lettre que j'ai eu l'honneur d'adresser à M. le sous-préfet le 19 août, j'ai fait connaître les uns et les autres de ces moyens. Je n'ai aucun détail à ajouter ici pour les mesures de police sanitaire que j'ai pu conseiller. M. le Préfet des Hautes-Alpes a bien voulu les adopter sans les modifier et ordonner leur mise à exécution (1). Pour les mesures sanitaires, j'ai dû considérer la maladie épizootique de l'Embrunois comme contagieuse, quoique je n'aie pas recueilli des preuves bien positives de cette contagion.

Ici je m'occuperai seulement des moyens de traitement préservatifs et curatifs, qui n'ont été publiés que d'une manière sommaire, ainsi que cela convenait pour une instruction destinée à être répandue dans les communes. J'avais évité de mentionner dans ce document les moyens qui ne sont pas à la portée des habitants, parce qu'ils ne les ont pas sous la main ou parce qu'il y aurait quelque danger à leur en conseiller l'application.

MOYENS PRÉSERVATIFS.

Un des premiers à employer consiste à isoler les animaux malades de ceux qui sont restés sains, afin d'éviter les effets de la contagion.

Après la mort d'un animal atteint de l'épizootie, il faudra nettoyer avec soin l'écurie ou l'étable en enlevant le fumier. On blanchira les murs à la chaux, et on fera

(1) Voir plus loin l'arrêté de M. le Préfet de Gap.

brûler des baies de genièvre pour purifier l'air. Quand ce sera possible, il vaudra mieux désinfecter en dégageant du chlorure de chaux.

On fera travailler les animaux bien portants seulement le matin et le soir. Il conviendra de les laisser dans les écuries, autant que possible, de dix heures du matin à deux heures de l'après-midi. Cette précaution a pour but d'éviter l'influence des fortes chaleurs pendant le milieu de la journée.

Pendant qu'ils travaillent ou lorsqu'ils parcourent les pâturages, il faudra maintenir sous le ventre et le poitrail des bestiaux un bandage de toile, afin de les préserver de la piqûre des mouches, taons et autres insectes qui peuvent propager la maladie épizootique en se portant d'un animal malade à un animal sain.

Le régime des bêtes sera fortifiant, pour reconstituer le sang vicié par les privations. Il sera utile de donner aux animaux de l'espèce bovine du sel trois fois par semaine, et deux fois seulement aux ânes, aux mulets et aux chevaux.

Les propriétaires qui habitent la ville pourront remplacer le sel de cuisine par le sel de nitre ou nitrate de potasse, à la dose de quinze à vingt grammes par jour.

Enfin, tous les deux jours, on fera boire aux animaux qu'on voudra préserver deux ou trois litres d'une décoction de racine de gentiane; on se conformera pour la dose à la taille et au volume des animaux.

Voilà les seuls moyens préservatifs que j'ai jugés utiles pendant le règne de l'épizootie.

Sous ce rapport, je ne conseille pas l'emploi des saignées, parce qu'elles affaiblissent les animaux au lieu de les fortifier, et qu'elles causent souvent des thrombus, à cause de la fluidité du sang. Je blâme l'usage des sétons, qui peuvent produire des engorgements gangréneux et devenir nuisibles. Les purgatifs doivent être également rejetés, parce qu'ils troublent l'économie et constituent un moyen débilitant.

Pour empêcher, dans un avenir plus ou moins éloigné, la réapparition de ce fléau, il y aurait une réforme importante à introduire dans les habitudes de cette contrée. Elle consisterait à ne faire usage des foins nouveaux que vers le milieu du mois de septembre et même plus tard, lorsque leur fermentation est terminée. On m'objectera peut-être que, depuis un temps immémorial, on donne dans les montagnes les foins nouveaux sans inconvénient. Je ne suis pas de cet avis : il en résulte souvent dans ce pays des cas de vertige qu'on peut éviter. Qui sait si l'épizootie de 1836 n'est pas due à cette cause? D'un autre côté, on ne peut nier qu'une erreur de régime finit tôt ou tard par produire des désordres, dès qu'une autre cause vient ajouter son influence à celle-ci. Or, en 1853, les chaleurs de l'été se sont montrées très fortes, et sont devenues pour les animaux une nouvelle cause de maladie.

Il sera difficile, me dira-t-on encore, de nourrir les animaux jusqu'au milieu de septembre avec des fourrages anciens, parce que ces fourrages manqueront, parce qu'on n'aura pas de granges assez spacieuses pour y placer aussi les foins nouveaux, etc.

Après une année d'abondance, il serait possible de ménager les ressources alimentaires que l'on possède, pour les faire durer un mois de plus au moins et reculer ainsi, d'année en année, la consommation des récoltes nouvelles. On pourrait trouver le moyen d'abriter provisoirement pendant quelque temps les foins nouveaux.

MOYENS CURATIFS.

Le traitement curatif doit être *externe* et *interne*.

Traitement externe. — Il faut qu'il soit énergique.

Au début, on cherchera à produire la résolution des tumeurs charbonneuses ; plus tard, tous les efforts devront tendre à provoquer la suppuration de leur tissu.

Pour produire la résolution, il importe, dès le commencement, de faire sur l'œdème qui se développe des frictions, soit avec le vinaigre chaud, soit avec le liniment ammoniacal double, ou avec un mélange d'ammoniaque et d'alcool camphré.

J'ai vu plusieurs propriétaires appliquer sur les tumeurs une couche épaisse de terre argileuse tenant à du gazon, ou le limon de même nature recueilli dans les ruisseaux. Favorisé par la compression, ce moyen a fait disparaître plusieurs œdèmes du ventre, mais ces enflures étaient souvent dues à des piqûres de mouche sans gravité ; le plus ordinairement, cette application argileuse était insuffisante. J'ai toujours préféré les résolutifs cités plus haut, à cause de leur énergie.

Si la tumeur prend un développement assez considérable, il faut pratiquer dans son épaisseur plusieurs mouchetures pour faire écouler le sang et la sérosité qui y abondent. Le sang s'en échappe quelquefois en grande quantité ; ces hémorrhagies n'ont jamais produit d'accident ; cependant on sait que les mouchetures faites sur les œdèmes des parois abdominales sont souvent suivies de pertes de sang considérables.

Peu de temps après les mouchetures, on fait des lotions une fois toutes les deux heures, avec une infusion de plantes aromatiques, telles que la lavande, la menthe poivrée, la sauge crépue, qu'on trouve à peu près partout dans ce pays. Des cataplasmes stimulants, composés avec ces plantes, ont aussi produit de bons effets.

Lorsque l'engorgement augmente malgré l'emploi de ces moyens résolutifs, il est utile de faire une incision longitudinale sur la tumeur ; cette opération est urgente principalement au poitrail. On la pratique, avec un bistouri convexe, à une certaine profondeur, jusqu'à ce qu'on ait traversé le tissu lardacé sous-cutané ; ensuite on cautérise la surface de la plaie avec l'eau de Rabel ou l'acide sulfurique. Pour faire cette cautérisation, il est avantageux de se servir d'un bâtonnet garni avec un peu d'étoupes à l'une de ses extrémités, que l'on plonge dans le caustique, pour le promener ensuite dans les tissus. L'hémorrhagie causée par cette incision profonde n'est jamais à craindre ; on voit s'écouler seulement quelques gouttes de sang des téguments et du muscle sous-cutané.

Je n'approuve pas l'incision cruciale, parce qu'elle donnerait une plaie trop large et dont la suppuration serait trop tardive.

Après avoir fait une incision longitudinale et cautérisé sa surface, on applique sur la partie extérieure de la tumeur un onguent vésicatoire, facile à fabriquer partout dans les montagnes, et qui se compose d'un mélange à parties égales de cantharides pulvérisées, de térébenthine et d'axonge (vésicatoire allemand). Par cette application, une forte exsudation séreuse est produite ; si elle fait défaut, on renouvelle l'emploi du vésicatoire. Si l'on se trouve dans le voisinage d'une pharmacie, on peut agir plus vigoureusement en ajoutant à cet onguent trente grammes d'ammoniaque ou quinze à vingt grammes d'émétique (tartre stibié).

Après cette opération faite sur la tumeur charbonneuse, une sérosité abondante s'écoule et se transforme en matière purulente le deuxième ou le troisième jour ; alors on est à peu près certain de sauver le malade. Des bourgeons charnus se développent ; la tuméfaction diminue, et l'animal reprend ses forces. Pour favoriser cet heureux résultat, il faut panser la plaie deux fois par jour avec l'onguent digestif composé de trente grammes ou une once de térébenthine pour un jaune d'œuf.

La cautérisation de l'incision avec l'ammoniaque ou alcali volatil ne serait pas assez forte ; elle ne provoque pas assez promptement la suppuration.

L'emploi du fer rouge donne une eschare trop sèche, lente à suppurer, et ne produit pas un bon effet.

Dans quelques communes, les empiriques font l'extirpation de la tumeur charbonneuse avec une grande hardiesse ; ils font ainsi de trop grandes plaies souvent mortelles et toujours fort lentes à se cicatriser, quand le malade se rétablit. On ne saurait trop blâmer cette manœuvre.

J'ai vu appliquer sur les engorgements charbonneux des cataplasmes de bouillon-blanc pilé ; cette médication, assez généralement employée dans ce pays, est sans efficacité. Il en est de même de la verveine (*verbena officinalis*), qui serait toutefois préférable au bouillon-blanc. La mauve me paraît également contre-indiquée à cause de sa nature émolliente.

Fréquemment aussi on place des sétons au poitrail des animaux de l'espèce chevaline ; c'est une faute grave, comme dans toutes les maladies par altération du sang ; il peut en résulter des tumeurs gangréneuses.

Sur les animaux ruminants, les maréchaux placent au fanon un trochique fait avec la racine de l'ellébore fétide (*elleborus fœtidus*), qu'on appelle encore *pied-de-griffon ;* ils disent alors qu'ils ont *chargé* l'animal. C'est une pratique vicieuse ; j'ai vu des bœufs chez lesquels l'engorgement provoqué par ce cautère allait se confondre avec la tumeur charbonneuse située à la gorge, et devenait ainsi une complication incurable.

Traitement curatif interne. — On suit avec avantage sur les bœufs et les vaches le même traitement interne que sur les sujets de l'espèce chevaline.

L'épizootie régnante a son point de départ dans une altération du sang ; aussi les moyens externes employés seuls sont insuffisants dans le plus grand nombre des cas.

Au début de la maladie, il faut chercher à réchauffer l'animal en le couvrant bien, en brûlant des baies de genièvre sous le ventre. On lui fait boire toutes les deux heures deux litres environ d'une infusion de fleurs de sureau, à laquelle on ajoute un peu de miel; cette boisson peut être alternée avec la décoction de racine de gentiane.

Quand les animaux commencent à présenter des symptômes généraux et semblent perdre leurs forces, il est utile de donner deux fois par jour un breuvage composé d'extrait de genièvre, cinquante grammes (une once et demie) pour un cheval et un mulet, trente grammes (une once) pour un âne, dans un litre de vin chaud.

Dans des cas graves et désespérés, j'ai employé avec un succès incontestable l'*huile phosphorée*.

Le phosphore est une substance des plus stimulantes; c'est un poison violent, mortel pour l'homme à petite dose, quand on le donne solide; il cautérise fortement les organes digestifs. On peut le faire prendre, sans danger, dissous dans l'huile, à des doses même exagérées.

Je me suis servi de la composition suivante :

Phosphore . . . . 1 gramme.
Huile d'olives . . . 30 grammes (1).

J'ai administré l'huile phosphorée quelquefois dans une infusion de tilleul, et le plus souvent dans un litre d'eau froide.

---

(1) C'est par hasard que j'ai adopté cette formule, qui est semblable à celle donnée dans l'*Officine* de Dorvault, page 325, dans les termes suivants :

Liniment phosphoré.
Phosphore, 1 ; huile d'olives, 30.
Mettez dans un flacon et faites dissoudre au bain-marie. (Soubeiran.)

M. Tabourin a donné la formule suivante :
Phosphore, 1 partie; huile d'olives, 50.
(*Nouveau Traité de matière médicale, de thérapeutique et de pharmacie vétérinaires.*)

On la donnait deux fois par jour, à la dose de 20 gouttes dans chaque breuvage pour les ânes, de 30 à 40 gouttes pour les mulets, de 40 à 60 pour les chevaux et les bœufs, suivant la taille, en mettant un intervalle de quatre heures entre deux doses (1).

Aussitôt après l'administration de l'huile phosphorée, les malades rendent une fumée blanchâtre, d'odeur alliacée, par la bouche et les narines. Dans l'obscurité, ces vapeurs étaient lumineuses.

En parcourant avec M. Eynaud quelques communes de la montagne, nous avons administré à une cinquantaine de malades l'huile phosphorée. Nous avons fait aussi une incision aux tumeurs charbonneuses, et nous les avons cautérisées immédiatement par l'acide sulfurique. Tous les renseignements obtenus depuis cette époque ont été favorables à l'emploi du phosphore.

C'est surtout à Embrun, où nous avons pu observer les malades d'une manière suivie, que nous avons constaté les bons effets de l'huile phosphorée. Je me rappelle surtout une jument de deux ans, appartenant au sieur Gonthier, et qui avait depuis deux jours près des mamelles une tumeur charbonneuse. Elle avait le pouls effacé, le corps froid; la vie était presque éteinte. Un breuvage fait avec un litre d'infusion de tilleul et conte-

(1) L'huile phosphorée peut être portée à des doses assez fortes impunément sur les chevaux. A l'École vétérinaire de Lyon, j'ai fait prendre, pendant plusieurs jours, à des sujets de grande taille, soixante grammes d'huile phosphorée, qui contiennent deux grammes de phosphore. A la dose de cent grammes de cette huile, on voit se développer les symptômes d'une jaunisse des plus intenses, qui se termine par la mort.

nant quarante gouttes d'huile phosphorée a produit un résultat merveilleux, une véritable résurrection.

Je peux citer encore les bœufs atteints du charbon chez M. Tholozan, à Montmirail, hameau des Crottes. Les mêmes résultats ont été obtenus sur les ânes et les mulets de plusieurs propriétaires du canton de Chorges.

Aucun accident n'a été constaté à la suite de ce remède. Plusieurs fois, j'ai ordonné de le continuer pendant quelques jours, sans avoir vu les malades en être fatigués.

L'huile phosphorée est-elle un spécifique contre les affections charbonneuses ? Je n'ose encore l'affirmer, tout en la présentant comme fort utile dans le traitement interne qu'on doit leur opposer. M. Caussé (1) a déjà signalé ces effets sur les animaux de l'espèce bovine; mes observations confirment sa manière de voir en préconisant aussi l'emploi de ce médicament sur les solipèdes.

Mais il ne faut pas oublier que l'huile phosphorée ne doit être administrée qu'à des doses minimes, parce que le phosphore est un altérant, un liquéfiant du sang ; quand on le fait prendre en trop grande quantité, il produit la mort en développant des lésions cadavériques analogues à celles qui résultent du charbon.

---

(1) *Journal des Vétérinaires du Midi*, année 1852, pages 13 et 103.

Documents relatifs à l'épizootie charbonneuse de l'Embrunois.

Lettre de M. le Maire d'Embrun à M. le Directeur de l'Ecole vétérinaire de Lyon.

Embrun, le 9 août 1853.

MONSIEUR LE DIRECTEUR,

Une épizootie qui atteint les chevaux, les mulets, les ânes et même l'espèce bovine, désole nos campagnes. Ce fléau a pénétré dans la ville depuis près de huit jours; partout la consternation règne, parce que nos vétérinaires semblent pris au dépourvu. Nous n'avons rien de positif dans les moyens préservatifs ni curatifs; souvent un animal traité suivant l'inspiration d'un paysan échappe au fléau, tandis que ceux traités suivant les règles de l'art et de la science succombent.

Près de vingt communes sont ravagées par cette épizootie, à laquelle les vétérinaires donnent le nom de *phlegmon gangréneux* ou *anthrax*.

Il ne m'appartient pas de vous donner les caractères ni les causes de la maladie; j'en suis dans tous les cas incapable. Mais je viens, au nom de ma commune et même de celui de tout l'arrondissement d'Embrun, vous demander un secours qu'il vous appartient de nous donner, et sans lequel nous serons réduits à une affreuse détresse. Je vous supplie de faire le choix d'un artiste distingué qui viendra, dans l'intérêt de la science et de nos populations affligées, étudier cette maladie et faire la part du fléau, en l'arrêtant par des moyens curatifs que la science ne peut pas ignorer.

J'ai l'honneur de vous adresser, sous ce pli, une copie de la délibération prise par mon conseil municipal, qui vote

500 fr. pour les premières dépenses. Il m'a donné l'assurance qu'une somme plus forte serait votée lorsqu'elle serait nécessaire. Les communes voisines suivront nécessairement notre exemple. Veuillez, en toute hâte, nous envoyer un vétérinaire de votre choix. La gravité du mal exigerait que ce choix portât sur un professeur : ce sera pour nous la meilleure garantie. La démarche que je fais aujourd'hui auprès de vous est approuvée par M. le Préfet des Hautes-Alpes.

Recevez, Monsieur le Directeur, l'assurance de ma considération très distinguée.

Le Maire d'Embrun,
THÉUS, adj.

DÉLIBÉRATION DU CONSEIL MUNICIPAL D'EMBRUN.

Le 7 août 1855, le Conseil municipal de la commune d'Embrun s'est réuni dans le lieu ordinaire de ses séances, sous la présidence de M. Théus, premier adjoint, remplissant les fonctions de maire en l'absence de ce dernier, et où étaient présents les soussignés.

M. le président a exposé au Conseil qu'un fléau qui a déjà fait périr un grand nombre d'animaux de travail, loin de toucher à son terme et de perdre de son intensité, va toujours en croissant, et que la ruine de plusieurs communes se consommera si l'on ne prend des mesures aussi promptes et aussi efficaces que la gravité des circonstances l'exige;

Qu'il a invité le vétérinaire de la localité à lui faire un rapport constatant l'espèce, le genre et la nature de la maladie, ses causes, ses effets, son mode de manifestation, les moyens à employer pour en préserver les animaux qui ne l'ont pas encore et guérir ceux qui sont atteints;

Qu'il se propose de demander une consultation à Lyon aux professeurs de l'Ecole vétérinaire, d'appeler même à Embrun un artiste distingué pour la conservation des bêtes, et d'inviter le Conseil à voter, pour faire face à cette dépense, telle somme qu'il jugera convenable.

Après cet exposé, le Conseil municipal, à l'unanimité des membres présents et sans entrer dans aucune discussion, a témoigné à M. Théus sa reconnaissance pour avoir pris l'initiative dans une affaire de la nature de celle dont il est question, et voté la somme de 500 fr. pour faire face aux dépenses que pourront nécessiter les mesures à prendre pour atteindre le but proposé.

Ainsi délibéré à Embrun, les jour et an susdits; signé à la minute: Théus, Catier, Cézanne, Nicolas, Bleim, Rippert, Fortoul, Mathieu, Honnoré, Jannesenlagrave, Poix, Rougier.

Pour expédition conforme :
Le Maire d'Embrun,
Théus, 1er adj.

Premier rapport sur l'état sanitaire de l'arrondissement d'Embrum.

Embrun, le 18 août 1853.

Monsieur le Sous-Préfet,

Appelé par l'Administration pour étudier l'épizootie régnante et faire connaître les moyens de préserver les animaux et le traitement propre à guérir ceux qui seront atteints, je me suis livré à cette étude en parcourant quelques localités de l'arrondissement d'Embrun, dans lesquelles on a signalé l'existence de la maladie.

Je vais avoir l'honneur de vous faire connaître dans ce rapport l'emploi de mon temps et l'état sanitaire des diverses communes que j'ai visitées.

Parti de Lyon le 11 du courant, je suis arrivé à Grenoble le lendemain ; ce n'est que le jour suivant que je suis entré à Gap, vers dix heures du matin. On n'avait encore observé dans cette ville aucun cas de nature épizootique.

En arrivant à Gap, je me suis empressé de me présenter à M. le Préfet, qui, ne pouvant pas me recevoir, parce qu'il présidait la Commission consultative d'Agriculture, m'a fait dire qu'il me mettait à votre disposition.

J'ai quitté la ville de Gap immédiatement, et je me suis fait accompagner jusqu'à Embrun par M. Eynaud père, vétérinaire, ayant l'intention de recueillir pendant ce trajet quelques détails sur la maladie régnante et de visiter les animaux qui pourraient en être attaqués.

Cette maladie porte différents noms dans la science : on la nomme *charbon*, *fièvre charbonneuse*, *charbon blanc*, *anthrax*, *avant-cœur*. Les gens du pays l'appellent *peste*, *magagne* ; je lui donnerai le nom d'*épizootie charbonneuse*.

Elle atteint les ânes, les mulets, les chevaux et les bœufs. Ce sont les ânes qui sont le plus souvent affectés ; viennent ensuite les mulets.

Il n'est pas prouvé que le mal puisse se déclarer sur les moutons et les chèvres.

Première journée, 13 août.

Chorges. — Arrivés à Chorges vers deux heures de l'après-midi, nous avons visité, en présence de l'adjoint au maire, dix animaux chez divers propriétaires ; aucun ne nous a présenté les symptômes dénotant une affection épizootique. Les maladies dont ils étaient atteints étaient dues à diverses causes et n'offraient aucune gravité. Parmi eux, je dois signaler seulement un cheval breton appartenant à M. Clément, employé des contributions ; ce cheval, qu'un empirique de la localité traitait comme affecté de l'épizootie, ne nous en a montré aucun caractère ; nous l'avons revu depuis cette visite, il est en bon état de santé.

Mais nous avons appris que Mme Magne, qui tient un hôtel dans cette commune, avait perdu, dans la matinée de ce jour, un mulet atteint du charbon, auquel M. Eynaud père avait donné des soins. On nous a signalé en outre la mort de deux ânes, due à la même cause. Beaucoup d'animaux ont été guéris, dit-on, dans Chorges ; je crois qu'on les a regardés à tort comme atteints de l'épizootie. Les habitants m'ont paru être fort effrayés et disposés à regarder comme charbonneux tous les animaux qui présentaient quelques boutons siégeant sur la peau.

En quittant Chorges, nous avons visité plusieurs bêtes dans le hameau de la Couche. Le sieur Davin nous a fait visiter un bœuf atteint d'une tumeur charbonneuse à l'épaule droite ; nous lui avons prescrit le traitement à employer, tout en lui disant que ses soins seraient probablement infructueux. En effet, l'animal a succombé deux jours après. Une autre vache de la même étable avait une tumeur sous la gorge ; son état nous a paru peu grave ; elle est guérie aujourd'hui. Le même propriétaire nous a assuré qu'il avait perdu, cinq jours auparavant, une mule atteinte d'une tumeur charbonneuse au cou.

Plus loin, dans le même hameau, nous avons encore visité deux bœufs qui ne nous ont pas paru être malades.

Savines. — Nous sommes arrivés à Savines à cinq heures du soir. M. Jame, maire de cette commune, nous a accompagnés chez plusieurs habitants pour visiter les animaux malades.

Nous avons examiné cinq bêtes, savoir : deux chevaux, un mulet, deux ânes atteints de la maladie charbonneuse. Un seul de ces animaux nous a paru être gravement affecté et perdu sans ressource : c'est un mulet appartenant au sieur Durand (Honoré) ; en effet, ce mulet est mort trois heures après notre visite.

Il résulte des renseignements que nous avons recueillis que la maladie a commencé à Savines le 25 juillet, et que, jusqu'à présent, on y compte la mort de trente-deux ânes, quatre chevaux et quatre mulets. Les cas épizootiques sont moins fréquents depuis quelques jours.

Nous sommes arrivés à Embrun le 14 au soir, et je me suis hâté de recueillir des renseignements auprès de MM. Guérin et Eynaud fils, vétérinaires, chargés avant mon arrivée de combattre la maladie régnante.

Deuxième journée, 14 août.

Embrun, les Crottes. — Dès le matin, j'ai visité plusieurs animaux malades dans la ville d'Embrun, et je me suis transporté, avec M. Eynaud fils, dans la commune des Crottes pour en visiter les étables.

Dans le village des Crottes, on nous a présenté seulement deux ânes malades de l'épizootie ; un d'eux était en voie de guérison ; l'autre, appartenant à M. Faure (Joseph), n'était atteint que depuis quelques heures. Nous avons prescrit le traitement nécessaire. Plus tard, nous avons constaté sa guérison.

Nous avons parcouru ensuite plusieurs hameaux de cette commune. Dans le hameau du Forêt, nous avons visité deux ânes ; un seul paraissait avoir eu le charbon. Il était à peu près guéri.

Dans le hameau des Trouvettes, dépendant de Saint-Jean-des-Crottes, on nous a présenté neuf animaux affectés ; un seul était gravement malade ; les autres étaient en voie de guérison.

— Dans la commune des Crottes, on croit que la maladie a attaqué cent soixante animaux, et que, sur ce nombre, quatre-vingts environ ont succombé.

Troisième journée, 15 août.

Embrun. — Nous avons passé la journée dans cette ville ; la fête patronale pouvant y attirer un grand nombre d'habitants des villages voisins, nous avons pensé que toute exploration faite dans la campagne deviendrait inutile.

Jusqu'au 14 août, on n'a constaté que quatre cas au plus de l'épizootie dans la ville même. Un cas bien avéré est relatif à un cheval qui a succombé par suite d'une tumeur au ventre et qui appartenait à M. Théus, premier adjoint. En outre, M. Guérin a guéri deux mulets appartenant à MM. Arnaud et Renaud, plus un poulain appartenant à M. Imbert Rey.

Le 14, nous avons vu deux cas nouveaux, savoir : un mulet chez M. Mathieu (Joseph) et une jument chez M. Gonthier. Ces animaux, dont nous avons entrepris le traitement, sont dans un état qui en fait espérer la guérison.

Le lendemain 15, un cas nouveau s'est présenté chez Me Imbert, sur un cheval vieux, âgé de 25 ans au moins, et qui offrait trop peu de ressources pour qu'on en espérât la guérison. Ce cheval est mort aujourd'hui 18. Ce résultat était prévu.

Pendant cette journée, on nous a fait visiter trois animaux des communes voisines, qui étaient affectés.

Nous avons quitté Embrun le 16, pendant deux jours, pour explorer les montagnes, en nous dirigeant du côté de Chorges. A notre retour, nous avons appris que la maladie devenait plus fréquente dans la ville et dans les environs.

Toutefois, jusqu'à ce jour 18 août, la ville d'Embrun n'a présenté, *intrà muros*, que sept cas.

Quatrième journée, 16 août

Savines, Saint-Apollinaire, Prunières, Chorges. — En quittant Embrun, nous sommes allés, M. Eynaud fils et moi, au hameau de Montmirail, commune des Crottes. Le sieur Tholozan nous a présenté deux bœufs atteints du charbon sous la ganache ; ces deux animaux étaient gravement malades; nous leur avons fait les opérations réclamées par leur état, nous leur avons administré quelques remèdes, et nous avons prescrit le traitement à continuer.

Dans le même hameau, le sieur Albrand nous a fait visiter une ânesse également affectée du charbon ; elle était dans un état désespéré.

A Savines, à huit heures du matin, M. James, maire de la commune, nous a fait présenter trois animaux de Savines même, qui n'ont rien offert de particulier. Nous avons visité ensuite les cinq chevaux de la gendarmerie, qui nous ont paru être bien portants, et nous sommes partis en nous dirigeant du côté de Saint-Apollinaire.

En arrivant à Savines le soir, des habitants des hameaux voisins nous ont invités à examiner deux ânesses atteintes de l'épizootie, et un bœuf également affecté, dont l'état maladif était fort grave. Nous avons fait des opérations sur tous ces animaux.

Ainsi que je l'ai dit plus haut, la maladie paraît décroître à Savines.

A la Chapelle, hameau voisin, les habitants nous ont montré cinq ânes malades depuis quelque temps du charbon et en voie de guérison avancée.

Dans un champ éloigné des maisons de 500 mètres environ, nous avons visité une ânesse atteinte du charbon au poitrail et dans un état déplorable. Nous avons blâmé le sieur Brosse, propriétaire de cet animal, lui disant qu'il le laissait ainsi piquer par les taons et autres insectes qui pourraient bien transporter la maladie sur d'autres animaux.

A Saint-Apollinaire, vers midi, nous nous sommes adressés au maire de la commune, qui nous a conduits chez plusieurs habitants qui ont eu des animaux affectés Il ne reste dans ce village que cinq bêtes malades ; ce sont des ânes ou ânesses que nous avons trouvés à peu près guéris.

Dans cette commune, on a compté vingt animaux malades; quinze sont morts, savoir : quatorze ânes et un mulet. Les bœufs n'ont pas été atteints.

A Prunières, vers trois heures, M. le maire nous a attesté qu'il n'y avait plus d'animaux malades ; d'après son dire, trente bêtes ont été affectées ; il y a eu vingt morts.

Nous avons visité dix animaux qui ont été traités et qui sont presque guéris. Au Clos, sur la limite de la commune de Prunières, nous avons examiné un âne affecté depuis huit jours d'un œdème charbonneux sous le ventre. Cet animal, appartenant au sieur Rougon, offrait quelque espoir de guérison.

Dans la commune de Chorges, au hameau des Augiers, en passant dans la ferme du sieur Bérard, nous avons fait, à quatre heures du soir, l'autopsie d'un bœuf qui venait de périr et qui avait présenté des signes maladifs vers midi seulement. Les lésions observées à l'ouverture du cadavre nous ont fait constater que la mort était due au *sang de rate* ou *mal de rate* et non au charbon. Cette opération a été faite en présence du maire et de l'adjoint de Chorges.

Plusieurs voisins, effrayés par la mort de ce bœuf, nous ont priés de passer dans leurs étables pour visiter quatre autres bœufs qui étaient bien portants.

A Chorges, M. Chaix, juge de paix, le maire et l'adjoint ont assisté à la visite que nous avons faite d'un cheval et de cinq ânes atteints de l'épizootie charbonneuse, qui avaient été amenés des hameaux voisins.

Trois de ces animaux étaient dans un état déplorable. Je dois constater que ces malades étaient de très peu de valeur.

Aucun cas nouveau ne s'est montré dans Chorges depuis la visite que j'avais faite à mon passage le 13. Je me suis fait représenter les animaux que j'avais vus; aucun d'eux n'était atteint de l'épizootie.

Nous sommes rentrés à Savines à neuf heures du soir, dans l'intention d'aller au Sauze dans la journée suivante.

Je dois ajouter que cette journée a été très fatigante pour nous; les gens de Savines n'ont pas voulu nous louer un cheval, craignant qu'il ne contractât la maladie pendant ce voyage. Nous avons dû nous transporter à Saint-Apollinaire, Prunières et Chorges à pied.

Cinquième journée, 17 août.

Commune du Sauze. — Pendant la nuit et le matin le temps était pluvieux et très mauvais; nous sommes partis à dix heures du matin pour aller au Sauze.

Dans ce trajet, au hameau d'Aiguart, nous avons fait l'autopsie d'une chèvre qui venait de périr chez le sieur Chevalier (Louis). Les lésions observées nous ont fait attribuer la mort au sang de rate et non à l'épizootie charbonneuse.

Dans le même hameau, le sieur Lambert nous a fait opérer un âne gravement atteint du charbon au poitrail.

A Orbane, commune du Sauze, on nous a présenté deux ânesses affectées du charbon; l'une d'elles est dans un état satisfaisant.

Arrivés au Sauze à deux heures, nous avons parcouru la commune avec M. le maire. Nous avons visité dix ânes ou mulets atteints de la maladie et à peu près guéris, et quatre bœufs qui étaient parfaitement sains.

Le maire nous a appris que la maladie avait commencé dans cette commune il y a trois semaines, qu'on avait perdu seize à dix-sept bêtes, surtout des ânes, mais que, depuis six jours, on n'avait pas observé de nouveaux cas ; la maladie semble donc décroître.

Ce magistrat nous a assuré que l'épizootie charbonneuse règnait dans la vallée de Barcelonnette (Basses-Alpes).

Nous sommes rentrés à Savines à six heures du soir, et de là à Embrun.

Tel est, Monsieur le Sous-Préfet, le résumé sommaire des faits que j'ai observés avec M. Eynaud dans cette tournée.

Nous avons visité quatre-vingt-dix-neuf animaux, parmi lesquels on compte vingt-trois cas récents, cinquante-un cas anciens guéris, vingt-cinq non affectés.

De l'exposé rapide que je viens d'avoir l'honneur de vous présenter on peut tirer les conclusions suivantes :

L'épizootie charbonneuse est à son déclin ; elle a presque disparu dans la plupart des communes. A Chorges, on compte encore quelques cas nouveaux, ainsi qu'à Savines ; mais, dans ces localités et dans la première surtout, on est un peu disposé à grossir les chiffres par l'effet de la frayeur.

A Embrun seulement, les cas nouveaux semblent se multiplier, mais ils ne sont pas encore nombreux.

Il faut espérer que la fraîcheur de l'atmosphère les fera diminuer.

Nous chercherons du reste, par notre présence dans cette ville, à remédier aux accidents qui peuvent se présenter.

J'aurai l'honneur, Monsieur le Sous-Préfet, de vous présenter incessamment un tableau contenant :

1° Les mesures sanitaires à prendre ;

2° Les moyens de prévenir la maladie ;

3° Les moyens de la guérir.

Ce tableau pourrait être publié immédiatement dans les diverses communes de l'arrondissement.

Plus tard je vous remettrai un rapport détaillé et raisonné sur cette affection, qui est pour votre arrondissement une grande calamité.

En terminant, je dois attester que M. Eynaud fils et M. Guérin m'ont secondé avec le plus grand zèle dans les recherches que j'ai dû faire pour l'étude de l'épizootie régnante.

J'ai l'honneur d'être, Monsieur le Sous-Préfet, votre très-obéissant serviteur,

REY.

P. S. Nous apprenons à l'instant que plusieurs cas de l'épizootie charbonneuse se sont déclarés dans la commune de Guillestre ; nous irons demain 19 parcourir cette localité.

Les cas maladifs se sont multipliés ce matin, autour d'Embrun, dans plusieurs hameaux ; l'épizootie prenant une plus grande intensité, j'ai l'honneur, Monsieur le Sous-Préfet, de vous présenter comme urgente la nécessité de prendre un arrêté pour interdire la foire qui doit avoir lieu à Embrun le 24 de ce mois, relativement à ce qui concerne les animaux des espèces chevaline et bovine, afin d'éviter les effets de la contagion.

Du reste, il est probable qu'en ce moment il y a peu de personnes disposées à acheter des animaux menacés par l'épizootie; aussi la mesure qui supprimera cette foire ne pourra froisser les intérêts de personne.

Les deux vétérinaires de la localité sont d'accord avec moi pour vous proposer cette mesure.

Moyens sanitaires, moyens préservatifs et curatifs.

Embrun, le 19 août 1853.

Monsieur le Sous-Préfet,

J'ai l'honneur de vous adresser: 1° l'état des mesures à prendre contre l'épizootie régnante, sous le rapport de la police sanitaire; 2° une instruction pour combattre cette maladie et contenant l'indication des moyens préservatifs ainsi que des moyens curatifs.

Je crois qu'il importe de faire publier au plus tôt ce court travail, sous la forme d'affiches, dans toutes les communes de l'arrondissement.

Je dois faire observer que les moyens de guérir que je prescris réussissent souvent entre nos mains, surtout quand les malades sont traités en temps convenable, mais qu'il ne faut pas regarder leur emploi comme devant être suivi d'un succès constant.

La science est malheureusement presque impuissante

dans les épizooties ; en effet, on comprend qu'il n'est pas possible de corriger instantanément, par l'administration d'un remède, des altérations profondes et qui se sont formées lentement dans la constitution des animaux.

Cependant nous avons la certitude de voir les moyens que nous proposons faire cesser l'épizootie, surtout si la température atmosphérique éprouve un abaissement prononcé.

J'ai l'honneur, etc. REY.

Après la réception de cette lettre, M. le Préfet des Hautes-Alpes a adopté textuellement les mesures que j'avais eu l'honneur de proposer à M. le Sous-Préfet, et a publié l'arrêté suivant :

PRÉFECTURE DES HAUTES-ALPES

ÉPIZOOTIE.

LE PRÉFET DES HAUTES-ALPES,

Vu les lois et réglements sur les mesures à prendre en cas d'épizootie, et notamment l'arrêté du 24 messidor an V, l'ordonnance royale du 17 janvier 1825, et les art. 459, 460 et 461 du code pénal;

Considérant qu'une épizootie, dite *charbonneuse*, règne dans l'arrondissement d'Embrun et cause de cruels ravages parmi les chevaux, ânes, mulets, bœufs et vaches; qu'il importe dès lors de prendre les moyens les plus efficaces pour en arrêter les progrès et pour la faire disparaître le plus tôt possible;

Vu les rapports des hommes de l'art et l'avis de M. le Sous-Préfet d'Embrun;

ARRÊTE :

ARTICLE PREMIER. — La foire qui doit être tenue à Embrun

le 24 du présent mois, est interdite pour ce qui concerne les ânes, mulets, chevaux, ainsi que pour les bœufs et les vaches. On y admettra seulement les moutons et les chèvres.

Art. 2. — On ne pourra, dans toutes les communes où règne la maladie, vendre des bœufs ou vaches pour la boucherie qu'après que ceux qui les conduisent auront obtenu préalablement d'un vétérinaire un certificat constatant que ces animaux sont sains. Le vétérinaire imprimera sur chacun des animaux visités une marque distinctive, dont la mention sera reproduite dans le certificat.

Art. 3. — Dans chaque commune où la maladie viendrait à se montrer, les propriétaires des animaux malades devront en faire la déclaration au maire, pour que lesdits animaux soient visités par un vétérinaire ou un autre expert désigné à cet effet.

Art. 4. — Il est défendu de laisser vaguer, soit sur les routes, soit dans les champs, les animaux malades de l'épizootie, afin que les insectes qui piqueraient les bêtes infectées ne puissent transmettre l'affection à celles qui sont saines.

Art. 5. — Il est défendu de jeter les bêtes mortes dans la rivière ou de les exposer à la voirie. Le propriétaire devra les faire enterrer, immédiatement après leur mort, à deux cents mètres des habitations, dans des fosses qui auront deux mètres de profondeur.

Art. 6. — Les animaux morts seront enterrés avec la peau. Défense est faite à qui que ce soit de les tirer des fosses, surtout pour en enlever les peaux.

Art. 7. — Toute contravention aux dispositions qui précèdent sera constatée et poursuivie conformément aux lois (1).

---

(1) Art. 459. — Tout détenteur ou gardien d'animaux et de bestiaux soupçonnés d'être infectés de maladie contagieuse, qui n'aura pas averti sur le champ le maire de la commune où ils se trouvent, et qui, même avant que le maire ait répondu à l'avertissement, ne les

Art. 8. — MM. les maires, la gendarmerie et généralement tous les agents de l'Autorité publique demeurent chargés d'assurer l'exécution du présent arrêté, qui sera publié et affiché en placard dans toutes les communes du département.

Fait à Gap, le 20 août 1853.

Le Préfet des Hautes-Alpes,
Launay le Provost.

Instruction pour combattre l'épizootie charbonneuse qui règne dans l'arrondissement d'Embrun.

Cette maladie est produite par les fortes chaleurs, la pénurie et la mauvaise qualité des fourrages de l'an dernier et l'emploi des fourrages nouveaux de suite après la récolte. Les mouches, taons et autres insectes ne sont pas la cause première de l'épizootie, mais ils ont pu la propager d'un animal à l'autre. Il est probable que les premières fraicheurs de l'atmosphère seront favorables à la guérison de l'épizootie et la feront disparaitre.

---

aura pas tenus renfermés, sera puni d'un emprisonnement de six jours à deux mois, et d'une amende de 16 fr. à 200 fr.

Art. 460. — Seront également punis d'un emprisonnement de deux à six mois, et d'une amende de 100 fr. à 200 fr., ceux qui, au mépris des défenses de l'Administration, auront laissé leurs animaux ou bestiaux infectés communiquer avec d'autres.

Art. 461. — Si de la communication mentionnée au précédent article il est résulté une contagion parmi les autres animaux, ceux qui auront contrevenu aux défenses de l'Autorité administrative seront punis d'un emprisonnement de deux ans à cinq ans, et d'une amende de 200 fr. à 1,000 fr., le tout sans préjudice de l'exécution des lois et règlements relatifs aux maladies épizootiques et de l'application des peines y portées.

MOYENS PRÉSERVATIFS.

Isoler les animaux malades de ceux qui sont restés sains.

Après la mort d'un animal, nettoyer l'étable ou écurie en enlevant le fumier; blanchir les murs à la chaux et faire brûler des baies de genièvre pour purifier l'air.

Faire travailler les animaux bien portants, le matin et le soir seulement; les laisser dans les écuries, autant que possible, de dix heures du matin à deux heures de l'après-midi.

Pendant le travail, placer sous le ventre et le poitrail des bêtes un bandage de toile pour les préserver des piqûres produites par les mouches, les taons et les autres insectes qui peuvent propager la maladie d'un animal malade à un animal sain.

Donner aux bêtes à cornes du sel trois fois par semaine; avoir les mêmes précautions pour les ânes, les mulets et les chevaux.

Enfin, tous les deux jours, faire prendre à chaque animal bien portant deux ou trois litres d'une décoction de racine de gentiane.

MOYENS CURATIFS OU PROPRES A GUÉRIR L'ÉPIZOOTIE.

Espèces chevaline et bovine. — Au début, quand on aperçoit une enflure se montrer sous le ventre ou au poitrail, il faut faire, d'heure en heure, des frictions avec le vinaigre chaud, ou de préférence avec le liniment ammoniacal, composé d'un mélange à parties égales d'huile et d'ammoniaque.

Plus tard, si l'enflure ou œdème augmente de volume, on pratiquera quelques piqûres profondes ou mouchetures avec un canif ou une lancette pour faire écouler le sang qui se porte vers la partie malade; ensuite on lotionnera, cinq à six fois par jour, avec une infusion de plantes aromatiques, telles que la lavande, la menthe ou la sauge.

En outre, il faudra réchauffer le malade en le couvrant bien et en brûlant des baies de genièvre sous le ventre; on lui fera boire, de deux en deux heures, deux litres environ d'une infusion de fleurs de sureau, à laquelle on ajoutera un peu de miel. On donnera dans l'intervalle un litre de décoction de racine de gentiane. La nourriture sera peu abondante.

Si l'enflure augmente malgré l'emploi des moyens précédents, il faudra faire une incision dans la tumeur et cautériser la plaie qui en résultera avec l'eau de Rabel ou avec l'acide sulfurique. On appliquera sur la tumeur un onguent fait avec un mélange à parties égales de térébenthine, cantharides pulvérisées et axonge. On pansera ensuite la plaie, deux fois par jour, avec un onguent digestif composé de térébenthine, deux parties et jaunes d'œufs une partie, mélangés.

Quand l'état des animaux s'aggrave, s'ils perdent leurs forces, on donne deux fois dans la journée un breuvage composé d'un litre de vin chaud, dans lequel on a fait dissoudre de l'extrait de genièvre, 50 grammes ou une once et demie pour un cheval, un mulet ou un bœuf; pour un âne, la dose de cet extrait sera réduite à 30 grammes ou une once.

Il est bien recommandé de ne plus employer les saignées, parce qu'elles sont nuisibles ou affaiblissent les malades; les sétons sont également nuisibles ou augmentent le mal en produisant des engorgements de nature gangréneuse.

La mauve et le bouillon-blanc, que beaucoup de personnes emploient pour traiter les tumeurs, ne produisent aucun effet; il vaut mieux employer la lavande.

(*Extrait du rapport de* M. Rey, *professeur à l'Ecole impériale vétérinaire de Lyon.*)

Deuxième rapport sur l'état sanitaire de l'arrondissement d'Embrun.

Embrun, le 19 août 1853, sept heures du soir.

Monsieur le Sous-Préfet,

J'ai l'honneur de vous adresser un rapport sur l'état sanitaire de diverses communes de votre arrondissement que j'ai visitées pendant les journées des 18 et 19 août.

Nous avons parcouru successivement la commune de Baratier, la banlieue d'Embrun, Châteauroux, Saint-Clément et Guillestre pour y étudier l'épizootie. Voici le détail des observations que nous y avons faites :

Sixième journée, 18 août.

Embrun et la banlieue, Baratier. — Pendant cette journée on ne nous a pas présenté de cas nouveau dans Embrun. Nous avons visité trois animaux auxquels nous donnons des soins depuis quelques jours pour le charbon, et qui sont en voie de guérison.

Vers dix heures du matin est mort de l'épizootie un cheval de Mme veuve Imbert, affecté depuis cinq jours. Ce cheval était âgé de 30 ans au moins et n'avait aucune valeur. On l'a transporté dans un champ voisin de la ville ; nous sommes allés en faire l'autopsie ; aussitôt après l'animal a été enterré dans une fosse profonde.

Les lésions que nous avons observées sont bien celles de l'épizootie charbonneuse.

Dans la nuit du 18 au 19 est mort dans Embrun un mulet affecté de l'épizootie et appartenant au sieur David. Ce mulet n'avait aucune valeur. C'est le troisième animal qui meurt du charbon dans la ville depuis l'invasion de la maladie.

Baratier. — Le 18 août, à deux heures, nous sommes allés avec M. Eynaud et M. Guérin visiter la commune de Baratier.

Nous y avons vu seulement trois cas de l'épizootie ; deux étaient sans gravité ; le troisième malade était perdu sans ressource. Dans la matinée de ce jour est mort dans cette commune un cheval appartenant à M. Reynier ; ce cheval avait le charbon au poitrail.

Banlieue d'Embrun. — Le soir, vers cinq heures, M. Eynaud et M. Guérin sont allés visiter le hameau de Caleyère, au-dessus d'Embrun. On leur a présenté quatre malades : deux au début, deux atteints depuis quelque temps. Ils ont visité en outre quatre autres animaux qui ne leur ont pas paru être malades.

Septième journée, 19 août.

Embrun, Châteauroux, Saint-Clément, Guillestre. — Pendant la matinée, nous avons visité dans Embrun deux animaux amenés l'un de Saint-Sauveur et l'autre de Châteauroux; ils étaient atteints du charbon. Le premier était fort malade; le deuxième n'offrait rien de fâcheux.

Ensuite je suis parti avec M. Eynaud fils pour visiter les communes qu'on rencontre en remontant la Durance jusqu'à Guillestre.

Châteauroux. — Nous sommes arrivés dans cette commune à dix heures du matin. Le maire a bien voulu nous accompagner pour visiter les animaux malades, qui étaient au nombre de trois seulement; un mulet nous a présenté d'une manière évidente les caractères de l'épizootie régnante; son état est assez grave. Les deux autres malades, qui étaient aussi des mulets, ne paraissaient rien offrir de fâcheux.

Depuis l'apparition de l'épizootie, on compte dans cette commune cinq cas seulement, parmi lesquels on a perdu un mulet.

Saint-Clément. — Vers midi, le maire de Saint-Clément a fait réunir sur la grande route les animaux qu'on croyait atteints du charbon; nous avons visité trois ânes chez lesquels nous n'avons pas reconnu d'une manière évidente la maladie charbonneuse. Un seul nous en a présenté les caractères; il est en voie de guérison.

La maladie ne s'est pas encore montrée dans les hameaux de cette commune.

Guillestre. — Le maire de Guillestre s'est empressé de nous faire présenter trois animaux qu'on a regardés comme atteints de l'épizootie, et qui sont considérés comme guéris.

Nous avons reconnu évidemment que deux des bêtes

dont il s'agit n'avaient pas eu la maladie charbonneuse, et qu'il y avait des doutes sur la troisième.

Aucun cas ne s'est encore montré dans les communes du canton de Guillestre.

On nous a assuré également que la maladie ne s'est pas déclarée dans le canton de l'Argentière.

Avant de partir, nous avons prescrit des moyens préservatifs et curatifs relativement à l'épizootie.

Nous sommes rentrés à Embrun dans la soirée ; on ne nous y a pas présenté le moindre cas nouveau.

— Le résultat de ces deux journées confirme, Monsieur le Sous-Préfet, les conclusions que j'ai eu l'honneur de vous donner dans un rapport qui vous a été remis le 18.

L'épizootie charbonneuse décroît de jour en jour ; les cas qui se présentent sont moins nombreux et sont moins graves que ceux observés au début. Cette affection ne remonte pas au-delà de Saint-Clément. Le canton de Guillestre ne l'a pas présentée. Je dois faire observer que si les cas paraissent maintenant plus nombreux autour d'Embrun qu'ailleurs, c'est que cette ville étant le centre de nos opérations, les propriétaires assez rapprochés s'empressent de nous présenter des animaux même peu malades.

J'ai l'honneur, etc.

Rey.

Troisième rapport sur l'état sanitaire de l'arrondissement d'Embrun.

Embrun, le 22 août 1853.

Monsieur le Sous-Préfet,

J'ai l'honneur de vous adresser un rapport sur les observations que j'ai recueillies, soit à Embrun, soit dans les environs, pendant les journées du 20 et du 21.

Huitième journée, 20 août.

Saint-Sauveur, Baratier, Embrun. — Le 20, à six heures du matin, je suis parti avec M. Eynaud pour visiter la commune de Saint-Sauveur, située sur la rive gauche de la Durance.

Le maire de cette commune avait demandé avec instance notre visite, parce que l'épizootie paraissait y faire de grands ravages.

A huit heures du matin, les habitants nous ont présenté trois animaux atteints de la maladie charbonneuse, savoir : un mulet et deux ânes. Nous avons fait à ces animaux les opérations réclamées par leur état.

Si nous comparons le nombre de ces malades à celui qui a été observé précédemment, nous trouverons certainement une diminution dans l'intensité de la maladie. Ainsi, le 10 août, dans une visite faite par MM. Eynaud fils et Guérin dans cette commune, dix malades ont été présentés.

En descendant, nous avons examiné de nouveau les animaux de la commune du Baratier, où nous nous étions déjà transportés dans la journée du 18. Ils étaient tous dans un état satisfaisant et en voie de guérison.

Pendant la soirée, nous avons visité à Embrun deux ânes du hameau des Chauvettes.

Neuvième journée, 21 août.

J'ai employé la soirée du 20 août et la journée du 21 à rédiger un rapport général sur l'épizootie, rapport que j'ai l'honneur de vous remettre.

Pendant la journée, on ne nous a présenté que deux sujets atteints du charbon et venant des communes voisines.

Aucun cas nouveau ne s'est montré dans la ville d'Embrun.

— Maintenant, Monsieur le Sous-Préfet, je considère ma mission comme terminée.

J'ai étudié la maladie régnante, avec le plus grand soin, dans le plus grand nombre des localités où elle s'est montrée ; j'ai parcouru douze communes, et partout j'ai donné des conseils pour faire cesser l'épizootie.

Cette affection est connue ; j'ai prouvé dans Embrun qu'on pouvait la guérir. Un plus long séjour de ma part dans cette contrée me paraît inutile. Des devoirs importants me rappellent à Lyon ; aussi je vous supplie de m'accorder la faculté de partir dans la journée du 22.

Les vétérinaires du pays pourront suffire, maintenant que l'expérience nous a fixés sur la valeur des moyens de traitement qu'ils doivent employer.

J'ai l'honneur d'être, etc.

Rey.

Le 22 août, aucune nouvelle alarmante n'étant parvenue à la Sous-Préfecture concernant les progrès de l'épizootie charbonneuse, je me suis décidé à retourner à Gap, après avoir obtenu le consentement de M. le Sous-Préfet.

M. Eynaud fils est parti avec moi pour retourner dans le lieu ordinaire de sa résidence. Nous nous sommes arrêtés pendant quelques heures à Savines et à Chorges pour y visiter les nouveaux malades qui avaient pu y être signalés.

A Savines, un mulet venait de périr atteint du charbon. Il n'y avait pas d'autres cas à mentionner.

A Chorges, M. Chaix, juge de paix, que nous avions prévenu de notre passage, avait fait réunir quelques chevaux et mulets charbonneux, mais peu gravement malades. Nous vîmes positivement que ces accidents perdaient beaucoup de leur intensité, et nous apprîmes que les moyens mis en usage dans notre précédente visite avaient eu un succès incontestable.

Arrivés le soir à Gap, nous avons su que, dans cette ville, on s'effrayait beaucoup du voisinage de l'épizootie; le bruit courait que plusieurs cas s'étaient déclarés *intrà muros*. Il fut facile de certifier qu'il n'en était rien, et, dans une dernière visite que j'eus l'honneur de faire à M. le Préfet, je lui donnai l'assurance que, jusqu'alors, la maladie paraissait ne pas devoir sortir des communes dans lesquelles on l'avait signalée.

De retour à Grenoble, le 24, j'eus la certitude que le charbon ne s'était pas manifesté dans le département de l'Isère.

Pendant cette année, aucun cas de ce genre ne s'est montré, soit à Lyon, soit dans d'autres parties du département du Rhône.

Derniers renseignements relatifs aux cas de charbon qui se sont montrés sur l'espèce humaine.

J'ai reçu, à la date du 15 octobre dernier, de M. le docteur Rossignol des renseignements sur les cas de pustule charbonneuse qui auraient été observés sur l'homme, sur leur nombre et leur terminaison.

Ainsi que je l'ai exposé plus haut, on n'a observé que sept cas de nature charbonneuse.

M. Rossignol n'a eu à traiter que trois cas.

Le premier a été constaté sur un nommé Blanc, de Prunières, qui, en écorchant un bœuf mort de l'épizootie, s'était piqué l'avant-bras. Une pustule noire s'est promptement manifestée; une auréole inflammatoire entourait le point de la piqûre, et un abcès profond des muscles de l'avant-bras s'est formé.

Une incision cruciale a été faite promptement sur la pustule; la cautérisation a également été employée, mais cela n'a pas suffi pour arrêter le mal. Une suppuration abondante est survenue, et le malade a pu être sauvé.

Le second et le troisième sujets ont été piqués, disent-ils, par des insectes; leur maladie a été peu grave. On n'a eu à guérir que de simples abcès qui sont survenus à la suite de la cautérisation.

M. le docteur Villan a eu quatre cas à traiter. Un de ses malades a succombé à Pontis, dans la partie des Basses-Alpes la plus rapprochée de Savines. Il a observé aux Crottes un cas qui a été très grave, mais qui s'est terminé heureusement.

Fin de l'épizootie.

Depuis que j'ai quitté Embrun, j'ai reçu fréquemment des nouvelles sur la marche de l'épizootie.

Cette maladie, qui avait débuté le 17 juillet, a disparu totalement dans les premiers jours de septembre.

Dans les derniers temps, M. Guérin a eu à traiter six nouveaux cas dans Embrun. Un mulet et un cheval sont morts; les quatre derniers animaux ont été sauvés.

Plusieurs malades ont encore succombé à Baratier.

Il n'y a pas eu d'autres animaux atteints du charbon depuis le 6 septembre.

A cette époque est survenue une pluie très abondante; le temps est devenu très froid. Ainsi que je l'avais prévu, les premières fraicheurs de l'automne ont fait cesser entièrement l'épizootie charbonneuse.

Etendue des pertes éprouvées dans chaque localité.

Les renseignements que j'ai obtenus sur ces pertes sont, pour ainsi dire, officiels et donnent des documents positifs sur l'intensité de l'épizootie et sa gravité. Ils sont extraits des rapports faits par les maires de chaque commune où l'on a constaté sa présence.

Les pertes éprouvées par les diverses communes qui ont été atteintes par cette maladie donnent les chiffres suivants :

Mortalité.	Chevaux	71
	Mulets	110
	Anes	243
	Bœufs	31
	Vaches	23
	Total . . .	478

Ainsi, il résulte du rapport des maires que la mortalité a frappé 478 animaux.

La valeur des animaux morts de l'épizootie est portée à la somme totale de 76,147 fr.

Il faut espérer que le Gouvernement viendra au secours des habitants qui viennent d'éprouver des pertes aussi considérables, et qui se trouvent dans une position d'autant plus fâcheuse que les bestiaux leur sont indispensables pour la culture de leurs terres, qui est la seule industrie de la plupart d'entr'eux.

En terminant ce travail, dont j'ai entrepris la publication surtout pour laisser aux générations futures des documents utiles sur une maladie qu'on observe rarement avec autant de gravité, je dois adresser des remerciments sincères à MM. Eynaud père et fils et à M. Guérin pour leur utile assistance et leur zèle à me seconder dans la mission difficile qui m'était confiée.

Les fonctionnaires chargés de l'administration de cette contrée, frappés par d'aussi rudes épreuves, ont fait tous leurs efforts pour nous seconder.

M. Launay-le-Provost, préfet de Gap, a accueilli avec le plus grand intérêt tous les rapports qui lui ont été adressés sur l'épizootie. Il s'est empressé d'adopter sans aucune modification les différentes mesures sanitaires que je lui ai proposées et de les faire publier.

M. Bauchart, Sous-Préfet d'Embrun, a suivi avec la plus grande sollicitude les efforts que nous avons faits pour combattre cette maladie, et a toujours accueilli nos communications avec la plus grande bienveillance.

Enfin, M. Thèus, premier adjoint d'Embrun, remplissant les fonctions de Maire en l'absence de M. de Bellegarde, nous a secondé autant qu'il le pouvait, soit pour prendre dans la ville les mesures réclamées par le fléau, soit pour faciliter notre tâche dans la visite des nombreux malades qu'on nous présentait chaque jour.

FIN.

TABLE DES MATIÈRES.

DE L'ÉPIZOOTIE CHARBONNEUSE QUI A RÉGNÉ DANS L'ARRONDISSEMENT D'EMBRUN, DÉPARTEMENT DES HAUTES-ALPES.

DOCUMENTS RELATIFS A L'ÉPIZOOTIE CHARBONNEUSE DE L'EMBRUNOIS.

Lyon — Typographie NIGON, rue Chalamont, 5.

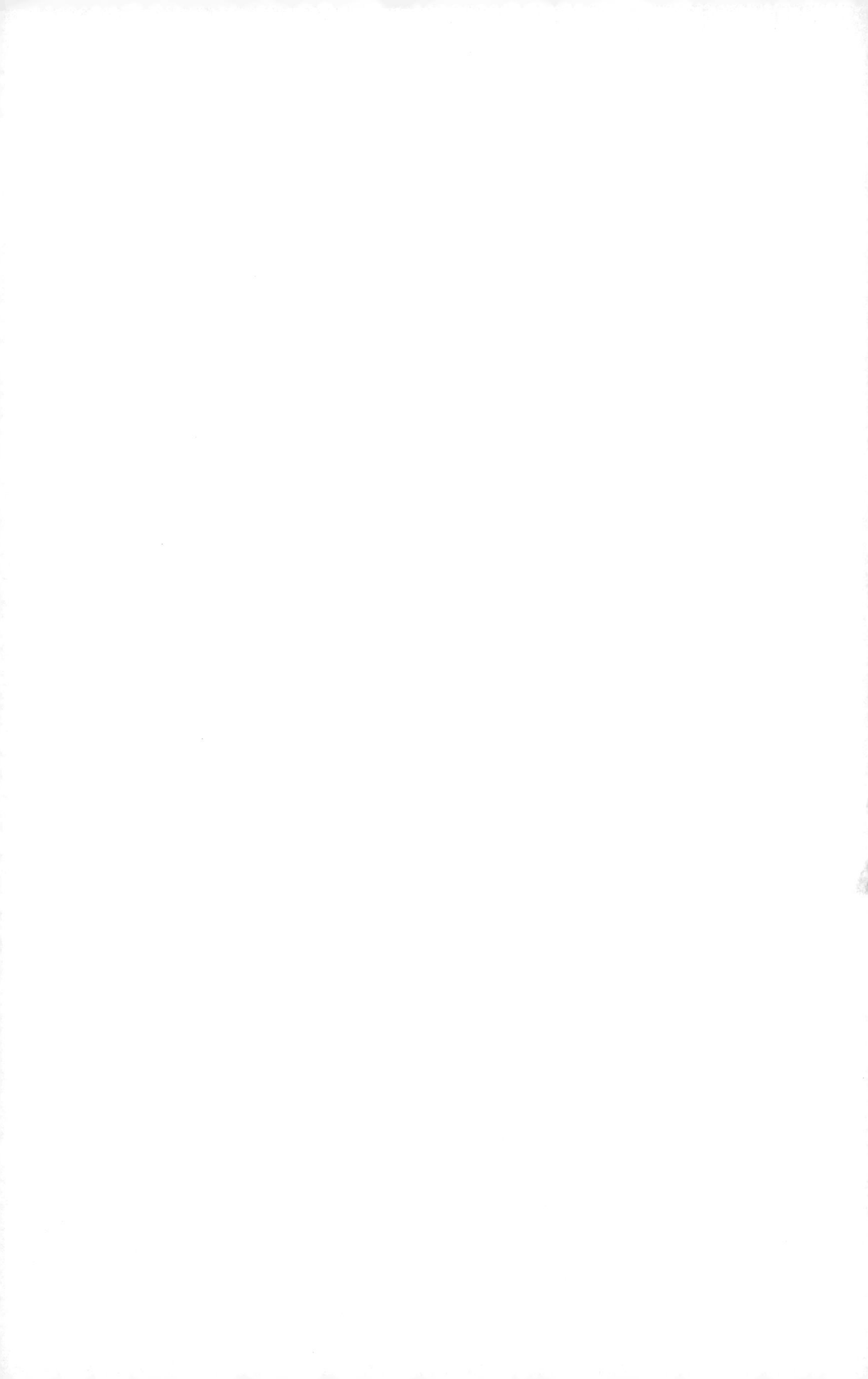

www.ingramcontent.com/pod-product-compliance
Ingram Content Group UK Ltd.
Pitfield, Milton Keynes, MK11 3LW, UK
UKHW020347180726
13839UKWH00002B/969